知りたい！サイエンス

体内時計の謎に迫る

体をまもる生体のリズム

大塚邦明＝著

私たちは、**体**の中に
時計を持つ。
時計はいろいろな
リズムを刻み、
朝・夜、夏・冬など
環境変化を**予知**し、
体の**機能調節**を行う。
なぜ心筋梗塞が
朝に多いのか。
実は**時計**と**病気**には
深い関係がある。
この**リズム**を制御している
時計とは一体どんなものか。
体内時計の**謎**を
明らかにしていく。

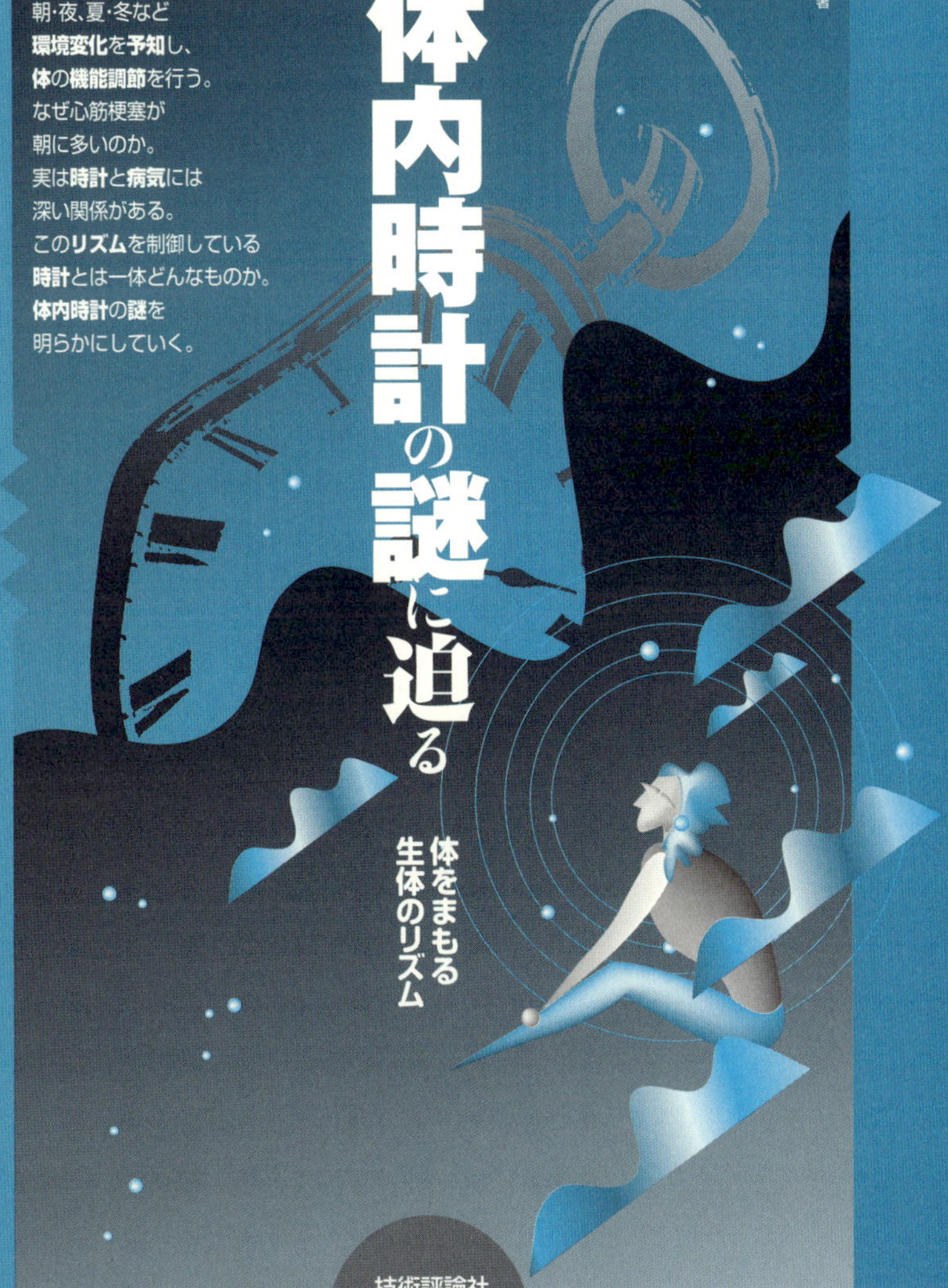

技術評論社

はじめに

みなさん、不思議だと思いませんか？　夜になるとなぜか眠くなります。そして、朝が来ると自然に目が覚めます。便意をもよおすのも朝で、それもだいたい同じ時刻ですよね。時間が経つと、お腹がすいてきます。それが、朝と、昼と、夕方、だいたい同じ時刻です。私たちはそれを毎日毎日、規則正しく繰り返しているのです。まるで人の身体の働きに、約24時間のリズムがあるようです。

そのとおりです。地球とともに、私たちの身体も自転しているのです。

生命（いのち）の中には、約24時間のリズムをつくりだす**生物時計**（あるいは、生体時計とか体内時計ともいわれます）があることがわかっています。地球に生きる生物は、バクテリアから深海魚にいたるまで皆、時計を持っています。地球に住む生命は、未来を予測する手段として地球の自転周期を選択しました。数十億年をかけて、地球の自転に精確に似た仕組みを、生命の中につくりだしたのです。これが生物時計です。

生物時計が精巧に働いているおかげで、人は今を知り、働き、休息し、そして未来を予測することができるのです。生物時計の働きを研究する学問分野を「時間生物学」といい、健康維持や病気の予防と治療に応用する学問分野を、「時間医学」と呼んでいます。

最近、分子生物学が進歩し、サーカディアンリズム*の時を刻む仕組みがわかりました。時計遺伝子という名の遺伝子が、約24時間のリズムをつくりだしていたのです。本書で順に紹介していきますが、最近の分子生物学的研究の結果から、地球に生きるどの生命も、生物時計が時を刻む仕組みは、ほとんどそっくりであることがわかりました。種を越えて共通の発振原理で、時が刻まれていたのです。このことは、生物が急激に多様化した5億年前のカンブリア紀以前に、生物はすでにこの仕組みを身につけていたことを意味します。

すなわち、46億年前に地球が誕生し、38億年前に地球上に生命が生まれたとしますと、30億年を超える歳月をかけて、生きのびていくために最初に獲得した生理機能が、生体リズムであったと推察されます。そして地球に生きる生命が皆、時計を持っていることは、進化の過程で生物時計を獲得し得なかった生命体は、地球上から滅亡していったことを意味しています。

さて、心筋梗塞や狭心症が、朝に起こりやすいことは、みなさんよく知っていると思います。心筋梗塞が、朝だけではなく夕刻にも多いこと、あるいは、月曜日に

＊ サーカディアンリズム：1日周期のリズミカルな変動のことを、医学用語では「サーカディアンリズム」と呼びます。「サーカ」と「ディアン」は、ラテン語でそれぞれ「概よそ」、「1日」の意味です。1959年、ミネソタ大学のフランツ・ハルバーグ (Franz Halberg) 教授がこのように名付けました。日本語では概日周期（あるいは、概日リズム）と呼ばれます。

多いこと、1カ月のうちの第1週目、そして冬に多いことを、ご存知でしょうか？
これは、身体を健康に保つために働く自律神経やホルモン、あるいはウイルスや細菌などの外敵から身を守る役割をになっている免疫系の働きが、リズミカルに変動しているからです。約24時間の周期で、夜と昼のめりはりをもって働いているだけではなく、1週間や1カ月、あるいは1年を周期として、規則正しくリズミカルに変動しているのです。

本書では、サーカディアンリズムだけではなく、私たちの身体が持っている様々なリズムの正体にも迫ります。8～10秒、14秒、20秒などの脳波のリズム、大学の講義の単位になっている90分のリズム、三日坊主や1週間のリズム、1カ月のリズム、1年のリズム、10・5年や21年のリズムそして500年のリズム。私たちの身体には、このような多重のリズムが組み込まれています。

なぜこのようなリズムがあるのでしょう？　どのようにしてそのリズムを身につけたのでしょう？　それらのリズムは何の働きをしているのでしょう？

これらの疑問に答えるために、最新の研究成果を紹介していきます。

本書の構成は本文の6章からなります。解説が足りないと思った部分はコラムを追加することで説明を補うことにしました。生体リズム研究の最近の進歩は著しく、そのため17ものコラムを必要としました。

第1章では、生体リズムとは何か？　その仕組みはどうなっているのかを解説します。

第2章では、いつ病気が起こるのか？　24時間の視点から、時間と病気の不思議な関係を紹介していきます。

第3章では、生体リズムという時を刻む仕組みに、生活習慣病から癌まで、発病の仕組みが隠されていることを解説していきます。私たちの身体の隅々にまで時計があること、そして腹時計の話には、読者のみなさんはきっと驚かれるに違いありません。

第4章では、クロノミクスという新しい学問体系を紹介します。私たちの身体には、サーカディアンリズムという約24時間の時計だけではなく、90分や1週間、そして想像すらされていなかった1・3年のリズムなどがあります。この書では触れませんが、17年周期で羽化し繁殖する周期ゼミの謎や、「タケが咲くと不吉」という言い伝えのとおり、67年周期で花が咲くというモウソウチクなどのタケの開花のリズム。その謎も、やがて科学として明らかにされていくことでしょう。

第5章では、生活習慣病から発癌まで、生体リズムの乱れがもたらす病気について、最近の知見を紹介します。

時計遺伝子に異常があると、生体リズムが乱れてしまうのです。最近の研究では、時差ぼけをもたらす時計遺伝子が発見されました。この時差ぼけ遺伝子を持ったマウスは癌になりやすく、寿命も短かいことも明らかにされました。

第6章では、健康を維持し、病気を防ぐための考え方と、その対策を解説しました。そして最後に、20問のQ&Aを用意しましたので、本書の内容が十分に理解できたかどうか、ご自分で確かめていただきたいと思います。

つい数年前までは迷信であるといわれていた先祖からの言い伝えにも、科学的に正しいものがあることがわかってきました。今や、生体リズム研究は、世界の脳科学研究のトピックスになっています。


本書では、今わかっている限りの発見を記述し、筆者の視点からの解説を加えて紹介しました。若い読者のみなさんが、この書を原点として自然の法則を発見し、新しい科学が大きく発展していくことを期待しています。なぜ私たちはここに生まれ、子孫を残していくのか？　この答えは、若い読者諸君の未来に譲ります。

生体リズム研究というこの新しい科学が、これからの数十年で、どのように発展し変わっていくのか？　すべては、若い読者諸君の肩にかかっています。

2011年12月

大塚　邦明

はじめに……2

chapter 1 生体リズムとは？

Contents

chapter 4 時間構造とクロノミクス

chapter 5 生体リズムが乱れると生活習慣病になる

chapter 6

健康を維持し、病気を防ぐための考え方とその対策

chapter

1

生体リズムとは？

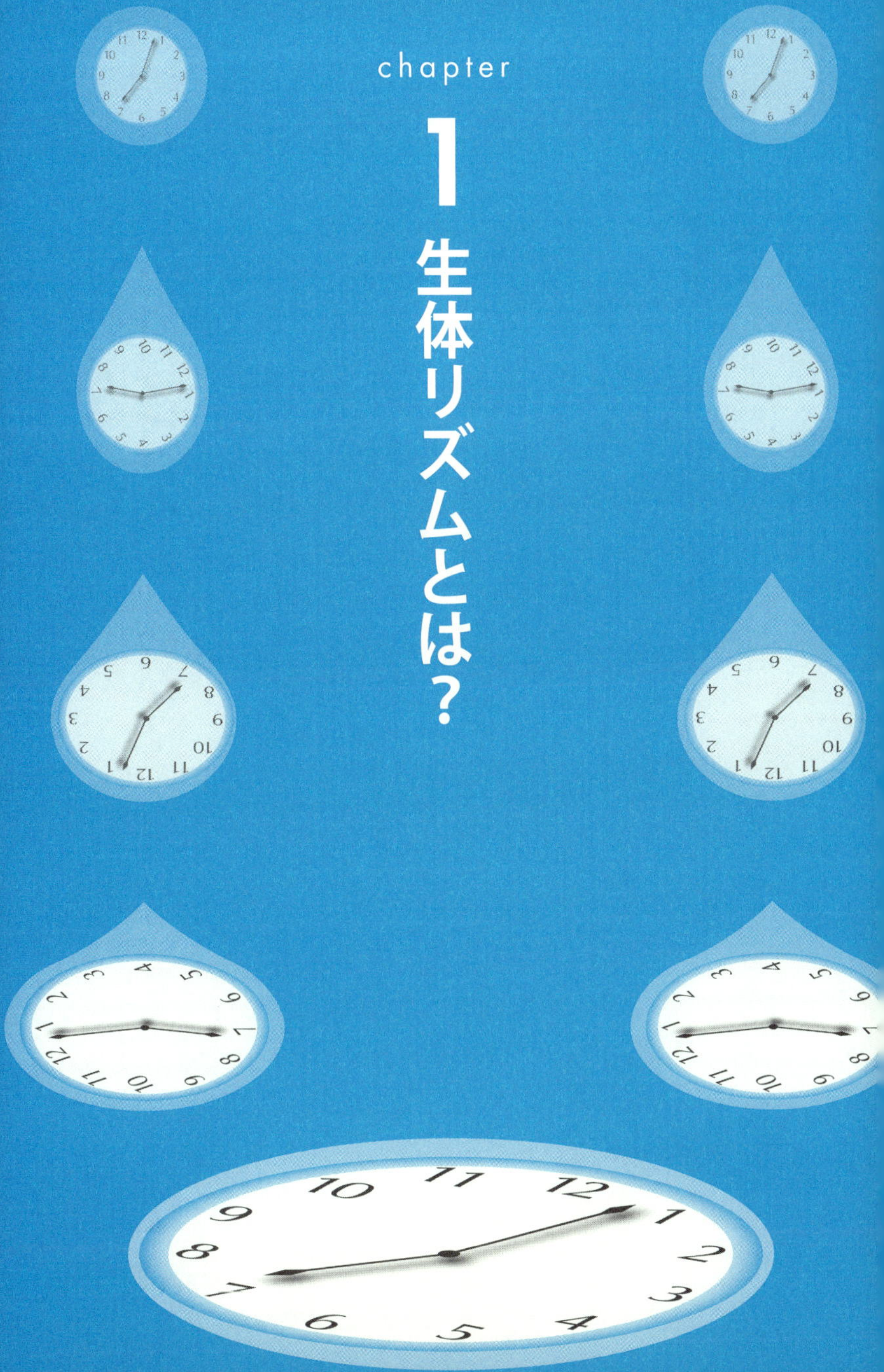

1-1

なぜ私たちは時計を見るのか？

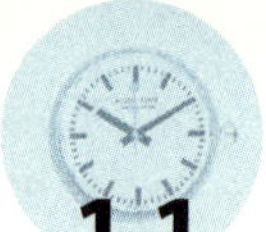

あなたは時計を持っていますか？

ほとんどの人は腕時計をして、1日に何度も時計を見て、生活しています。忙しい大都会に住む人はもちろん、田舎でのんびりと悠々自適の生活を送っている人にも時計は必要です。時計を見ないと、身体のリズムがくるってしまうからです。

ではどんな目的で、私たちは時計を見るのでしょう？　朝、学校や仕事に遅刻しないためというのが、まず最も多いでしょう。会議に遅れないためとか、食事の時間を決めるとか、友人との待ち合わせの時とか、いろいろな場面で、いつも時計を見ていることに気がつくでしょう。日常の生活スケジュールをこなしていくのに、なくてはならないのが時計です。

時計を使っているのは人だけでしょうか？

そうではありません。他の生物も、地球に住む生物はすべて身体のどこかに時計を持っています。その時計の時刻感覚にしたがって、生命（いのち）の活動を営んでいるのです。

最も多くの時計を持っているのは植物です。植物は、地中に根をはっています。どんなに寒くても、大風が吹いても、雷が鳴っても、人のように安全な場所に避難することができません。しかも、植物のエネルギー源は光合成だけです。生長し、花を開き、実をつけて、生きのびていくためには、太陽光が必須なのです。それゆえ植物には、数多くの時計が備わっています。

青を感知する時計、緑を感知する時計、赤を感知する時計等々です。この数多くの時計を用いて、植物は夜明けを予知します。夜明けが近づくと、一筋の太陽光をも逃すまいと、夜明け前から光合成の準備を開始します。

小動物や昆虫も、生きのびていく術として、太陽光を利用しています。夜間など、外敵の少ない時間帯を感知し、その時刻を的確に選んで行動することが必要だからです。

生物時計は、そのほかいろいろ手を変え品を変えて、様々な働きをしています。たとえば、渡り鳥は、時計を使って時刻を知るだけではなく、日の射す方向から太陽の位置を知り、目的地の方角を正確に割り出します。時計は、大陸間を正しい方向に移動するのには必須の道具なのです。

このように繊細に工夫された時刻感覚は、生物が時計装置を持っていると考えなければ説明することができません。この装置を**生物時計（生体時計、体内時計）**と呼んでいます。

それでは、私たちの時計は、なぜ24時間なのでしょう？　その理由は明らかです。私たちが住んでいるこの地球の自転に合わせるためです。だれも時計を24時間から変えようとしません。それは私たちが地球の自転に合わせたリズムを必要としているからなのです。

夜が来ると眠くなり、朝になると目が覚める。このようにして1日が繰り返されます。

生命の活動を調節している自律神経や、快適な毎日を送るために働いているホルモンも、約24時間を周期として規則正しい変動を繰り返しています。この1日周期のリズミカルな変動のことを、医学用語では**サーカディアンリズム**と呼びます。

1-2 体内時計の発見はいつ？

生物時計はいつごろ、発見されたのでしょう？

生体リズムについての最初の記録は、アレクサンダー大王*の軍隊のある隊長が、戦闘の合間に観察したオジギソウについてのものです。

アリストテレスの教育を受けて育ったアレクサンダー大王は、科学への造詣が深く、未知の事象への関心が深い科学者でもありました。紀元前325年のペルシャ大遠征に際して、幕僚たちに、遠征の中で見聞きする新しい科学的知見があれば、それを詳しく記録しておくように命じていました。その命を受けていた提督の一人、アンドロステネスは、ペルシャ湾上の小さな島、バーレーン島で生体リズムについての最初の記録を残しました。その日誌に、マメ科に近いタマリンドという植物の葉が、昼間開き、夜に閉じる（これを就眠運動といいます）ことを観察し記録したのです（図1）。故国では動く植物を見たことがなかったマケドニアからきたギリシャ人は、昼夜の交替にあわせて運動する植物を見て感銘したことでしょう。ただアンドロステネスは、タマリンドの葉が明るくなったら開き、暗くなったら閉じると簡単に考えていたようです。

＊ アレクサンダー大王：アレクサンドロス（前356～前323年）マケドニア王国の国王。

●なぜ就眠運動がおこるのか？

18世紀、フランスの天文学者であったド・メラン（1678―1771）は、マメ科のオジギソウの葉は暗黒の中でも、昼の時間には昼夜の明暗条件と同じように、何日も繰り返し葉を開くことを観察し、何か時計のような仕組みがあるに違いないと想像しました。

進化論の提唱者であるチャールズ・ダーウィン（1809―1882）も、葉の就眠運動に強い関心を示しました。1880年、86属の植物を観察し、マメ科に属する49属の植物に、そしてマメ科以外の植物にも就眠運動がみられることを、息子フランシスと

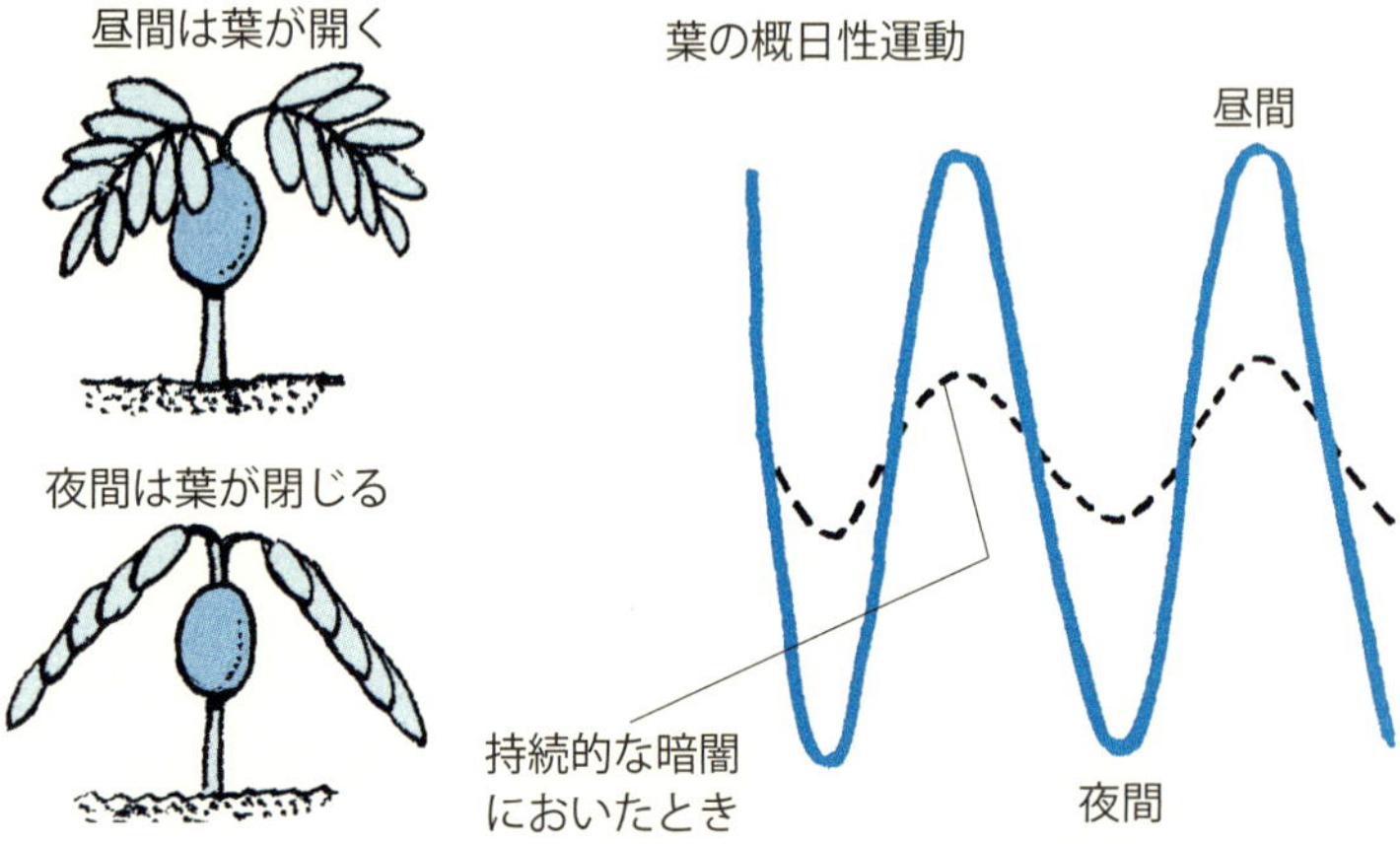

図1

タマリンドの葉に観察される就眠運動（昼間開き、夜に閉じる）

紀元前325年のアレクサンダー大王ペルシャ大遠征に際して、バーレーン島でみたマメ科植物の葉の就眠運動を、提督アンドロステネスがその日誌の記録に残した。図左上は、昼間葉を持ち上げているタマリンド。図左下は、夜間、葉を下に下げているタマリンド。この双葉の上下運動を時間軸に沿って、葉の位置を描いたのが右。約24時間の周期で葉が上下運動する様子が描かれています。点線は、タマリンドをアルミホイルで覆い、太陽の影響を断ったときの、葉の上下運動を示しています。太陽光があたらなくとも、葉は約24時間の周期で上下運動することが表わされています。

の共著で「植物の運動力（The Power of Movement in Plants）」という著作に記載していています。生物学者ではありませんでしたので、この発見はしばらく埋もれたままになっていました。

オジギソウの葉の就眠運動が、生物時計の仕業であることが証明されたのは、1950年代に入ってからのことです。これが生物時計の最初の発見でした。

葉の就眠運動は植物にとってどのような意味があるのでしょう？

南ドイツにあるチューービンゲン大学の植物学教授、エルヴィン・ビュニングは、1958年に「生理時計（Die Physiologishe Uhr）」という著書を著し、このリズムは葉の就眠運動だけではなく、花弁の運動、ゴキブリやラットの活動量にもみられることに注目しました。そして、1960年に米国のコールド・スプリング・ハーバーで開催された、「生物時計に関する世界で初めての国際シンポジウム」で、このリズムは地球の自転に対する生物の適応であると発表したのです。すなわち、昼の間にできるだけ多くの太陽光を浴びることは、植物にとって唯一のエネルギー源である光合成を、効率よく行うためであると考えられます。それゆえ、日の出の時刻を予測し、前もって光合成の準備をしておくことが生死につながる一大事なのです。

それでは、光が当たらない夜に葉を下に垂らすのはなぜでしょう？　植物にとってどんな利点があるのでしょう？　確かに葉面から外気へ熱を放散するのが防げます。霜の害を免れる効果もあるでしょう。それだけでしょうか？

ビュニングは次のような実験を行いました。明期の照度を２０００**ルクス**＊から０・６ルクスまで下げてみました。植物はそれでも光を感知しました。０・０５ルクスにまで下げてはじめて感知しなくなりました。では、夜の明るさはどれくらいなのでしょう？　満月の明るさは０・２ルクスもありました。夜に葉が垂れる理由は、月の光が明るいため、それを避ける意味があったのです。マメ科植物にとって、生存するためには就眠運動が不可欠の振る舞いだったのです。ビュニングにはじまる、植物学を中心とする時間生物学は、名古屋大学の近藤孝男教授の手で日本に受け継がれ、農学、薬学、医学に応用されています。

●光の届かない場所ではどうなる？

ドイツ・イエナ大学のエルヴィン・ビュニング（１９０６―１９９０）、米国スタンフォード大学のコリン・ピッテンドリク（１９１８―１９９６）、ミュンヘン大学のユルゲン・アショッフ（１９１３―１９９８）の３人は、生物時計が植物だけではなく、多くの動物や単細胞生物にも共通してみられることを証明していきました。生体リ

＊**ルクス**：人が感じる明るさを標準化した単位。たとえば、星明かりは 50 マイクロルクス。上弦の月の明るさは 0.01 ルクス。満月の月の光は 0.2 ルクス。たそがれ時の明るさは 6 ルクス。玄関の明るさは 120 ルクス。明るいオフィスは 500 ルクスくらい。明るいステージは 1,200 ルクスくらい。室内の窓近くの光は 3,000 ～ 5,000 ルクス、明るい日光の下は 25,000 ～ 30,000 ルクスです。

コラム1

隔離実験室での生体リズム研究の先駆者、ナサニエル・クライトマン

弟子のユージン・アゼリンスキーとともにレム睡眠を発見したナサニエル・クライトマンは、世界の科学者に、睡眠研究が興味深くそして魅力的であることを教えた「睡眠研究の父」であると賞賛されつつ、1999年8月13日、ロサンジェルスにて安らかに104歳の生涯を閉じました。

クライトマンは、1895年4月26日、ロシアのKishinevに生まれました。1915年に米国に渡り、1918年に市民権を得ました。ニューヨーク市立大学を卒業後、コロンビア大学で修士、1925年シカゴ大学で博士の学位を修得しています。

1938年、助手の ブルース・リチャードソン（Bruce Richardson）とともに地下500mのマンモス洞窟（Mammoth Cave, ケンタッキー州）で32日間を過ごし、助手がいつ眠りにつき、いつ覚醒するのか、その時刻の移り変わりと体温の記録を綿密に計測し綴っていきました。日光と社会生活にともなう日常スケジュールの影響を避けるために、この洞窟を研究室に選びました。そして睡眠－覚醒の24時間リズムが、地上と比べてどのように変わっていくのかを調査したのです。

この研究は約20年後に、ドイツのアショッフ（Jurgen Aschoff）によって、隔離実験室研究として確立されていくことになります。生体リズム発見のきっかけとなった研究といえます。人にも生体リズムがあることを確認したときのアショッフの言葉です。

" Humans – like the plants investigated by de Mairan - have endogenous circadian cycles."

「私たちはいま、植物にだけではなく、人にもサーガディアンリズムがあることを発見したぞ!!　ド・メランはオジギソウの葉にサーカディアンリズムがあることを発見したが、それは植物にだけではなく、人にもあったのだ!!」

ズムを持たない生物はいないことから、地球上で生きのびていくためには、昼夜の交替を予知することが必須であったのであろうと考えました。そして生体リズムをつくりだす時計のような仕組みのことを、生物時計（生体時計、体内時計）と名付けました。

では、もし人が太陽光が全く届かない、時刻を知る手がかりのない洞窟の中などで生活したら、身体のリズムはなくなるのでしょうか？　そうはなりません。

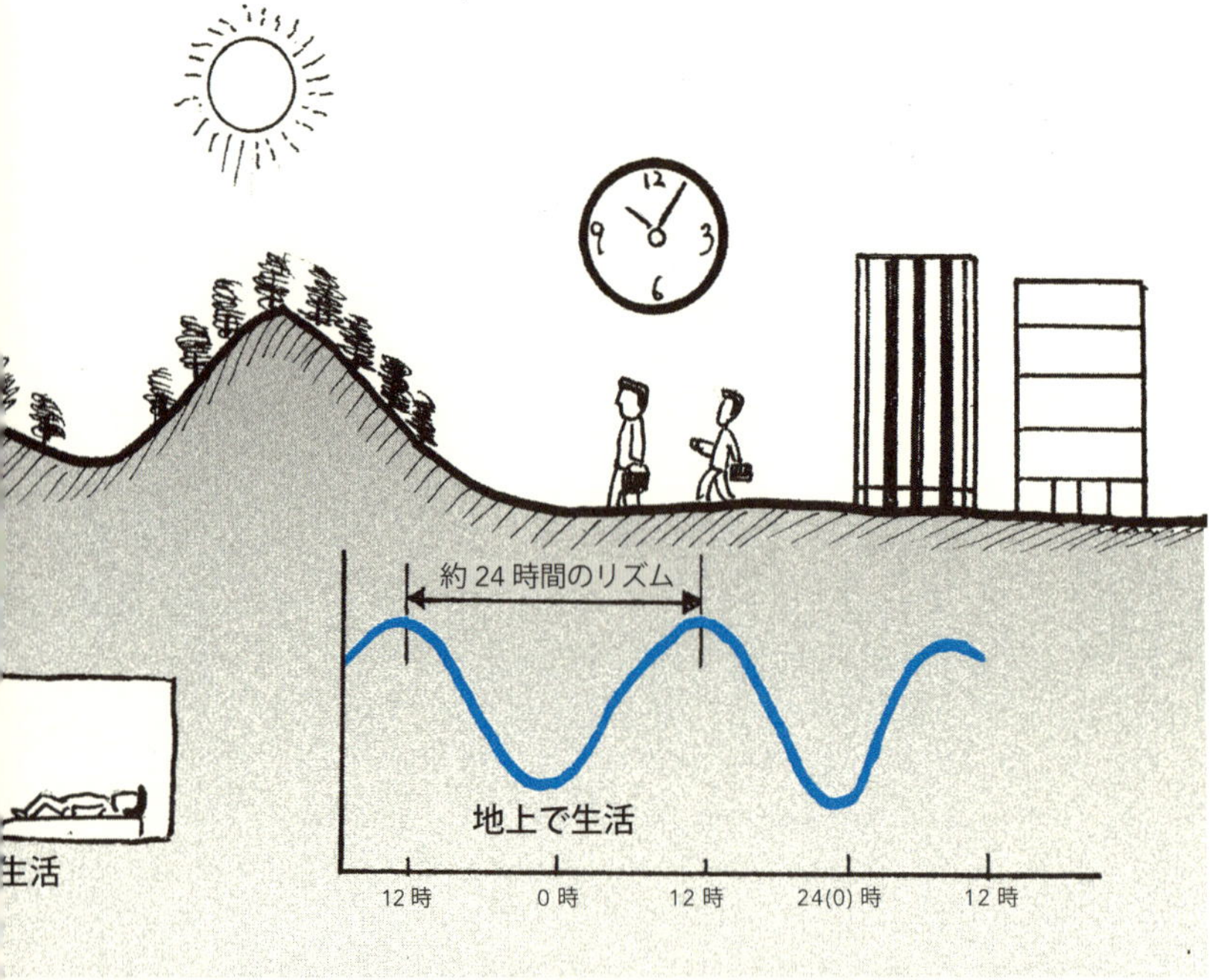

25 時間でした。人の体には時計のような仕組みがあることを証明したことになります。

内因説を決定的にしたのが、時計遺伝子の発見でした。1971 年、シーモア・ベンザーは、約 24 時間のリズムがないショウジョウバエを発見し、このショウジョウバエの研究から 24 時間周期で時を刻む遺伝子を同定し 時計遺伝子 *Period* と名づけました。

今では、昼間活動する人などの昼行性動物には約 25 時間の時計が、ラットなどの夜行性動物には約 23 時間の体内時計が備わっていることが明らかにされています。

真っ暗闇の洞窟の中でも、ほぼ同じリズムが繰り返されます（コラム1および図2参照）。正確にはリズムのテンポは少し遅くなり、身体のリズムと地球のリズムは少しずつずれていきます。洞窟の中での生活では、12日経つと昼と夜が逆転し、24日経つとまた地球の自転と同じに戻ってくることから、身体のリズムは、地球の自転のリズムより1時間長い約25時間であることが明らかにされています。

アショッフの教えは、北海道大学の本間研一教授によって、広く日本に伝えられ、日本における時間生物学の源流となっています。

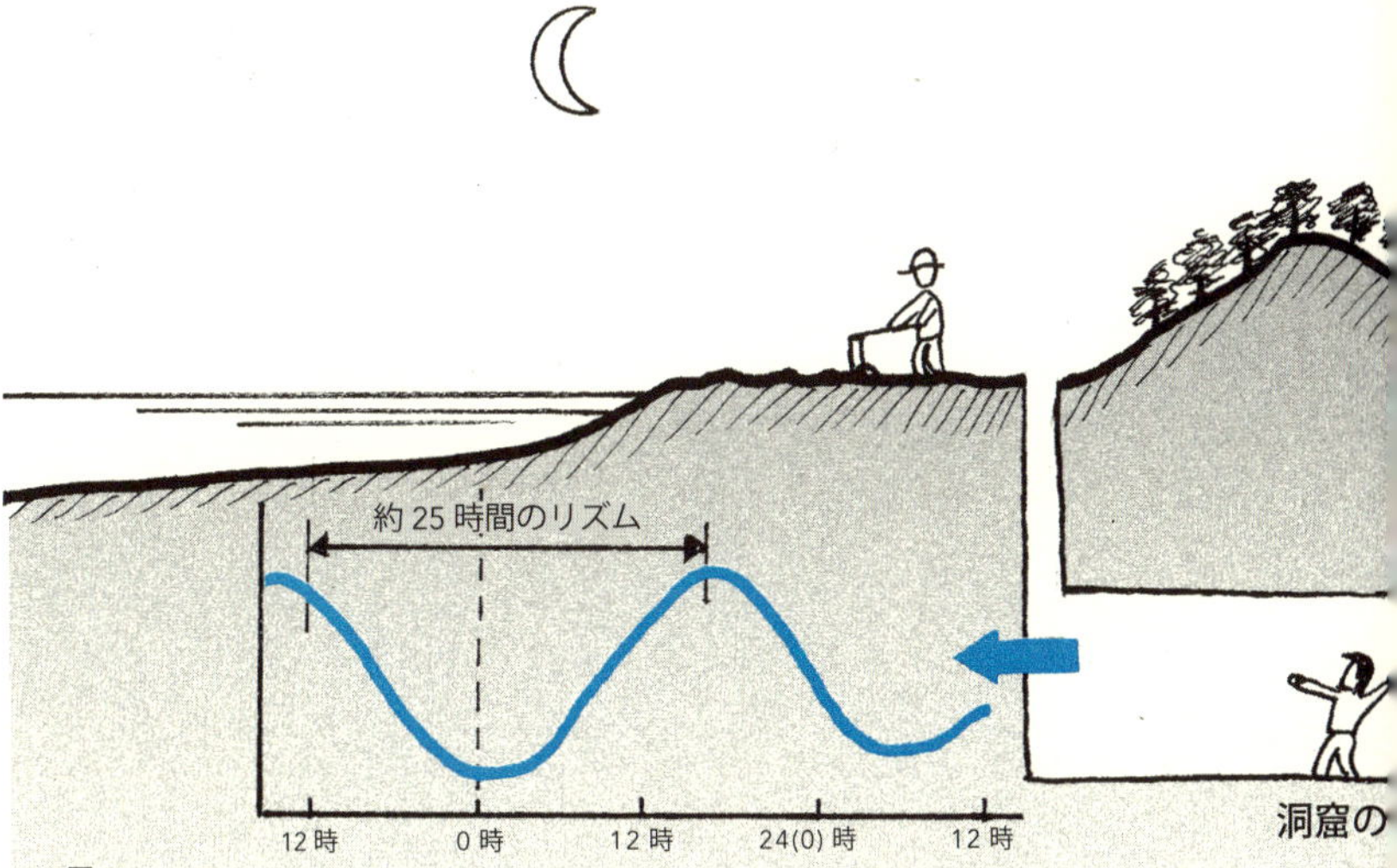

図2

真っ暗闇の洞窟の中でも、ほぼ同じリズムが繰り返される。

夜が来ると眠くなり、朝が来ると目が覚める。この毎日の生活の明暗条件が、私たちの身体に約24時間のリズムをつくっているのか？　それとも私たち自身が、約24時間という体内時計を持っているのか？　この外因説と内因説は、古くから議論され、もともとは外因説が主流でした。そこで、明暗環境がない真っ暗闇の洞窟に人を住まわせてみました。外因説が正しければ、24時間の周期はなくなるはずです。その結果、人は洞窟の中でも、規則正しく寝たり起きたりを繰り返したのです。その周期は、地球の自転とは異なり、1時間長い約

1-3 生物時計研究の発展

●なぜ25時間なのか

地球の自転と同期して効率よく生活するために、人は毎日この1時間のずれを調整しています。その役目をしているのが太陽光です。なかでも、青色の働きがもっとも強力です。青い空を見ると心が和むことの原点は、このあたりにあるのかもしれません。

それでは、生物時計のリズムが人では25時間、マウスでは23時間と、なぜ24時間から1時間ずれているのでしょう。その理由は、まだ明らかにはされていませんが、次のように考えられています。

地球の自転は、わずかずつ遅くなっていることがわかっています。月や太陽が地球の海水に影響してブレーキをかけているからです。珊瑚の化石に刻まれた縞模様の縞状構造を解析すると、１日の長さが推定できます。それによると１００年当たり１・４ミリ秒のペースで１日が長くなっています。

地球上に生命が誕生した約10億年前は、地球の自転周期は約20時間でした。約

5億年前のカンブリア紀以降、地球上の生命は急速に多様化していきますが、5億年前の1日の長さは約21時間でした。今より3時間も短かったことになります。人が属する霊長類が誕生したのは約3500万年前といわれていますが、このころの1日の長さは23・5時間くらいでした。

位相の前進と位相の後退

人をはじめ地球上の生物は、遅くなる自転に適応し、生体リズムを保持するための機構として、約1時間の遊びを採択しました。そして、光を浴びることにより生物時計の針を、地球の自転の時刻に合わせるという仕掛けを、遺伝子の中に組み込んだのです。すなわち、24時間のうちの活動開始の時間帯に光を浴びると、生体リズムの位相は1時間前進します。一方、休息開始の時間帯に光を浴びると、リズムの位相は1時間後退する、という仕組みをつくり上げたのです。

人の生体リズムは約25時間です。人は活動開始の時間帯（すなわち朝）に、光を浴びることになります。すると、リズムの位相が1時間前進し、25時間の生体リズムが24時間（すなわち、地球の自転周期）に修正されるのです。一方、マウスのような夜行性動物では、その生体リズムは約23時間です。夜行性動物ですので、休息開始の時間帯（すなわち朝）に、光を浴びることになります。その結果、リズムの位相は約1時間後退し、23時間の生体リズムが24時間に調整されることになります。

このように、光をいつ浴びるかによって、生体リズムの位相が変位する様相が異なってきます。光を浴びる時刻ごとに異なります。この現象をアショッフらは、位相反応曲線（あるいは、位相応答曲線）と名づけました（付録の設問6図38参照）。

たとえば人が夕方から夜に光を浴びると、生体リズムの位相は、さらに1時間後退し、地球の自転のリズムと2時間もかけ離れることになります。ですから、もし夜に光を浴びるような乱れた生活様式を6日間繰り返すと、人のリズムは地球のリズムと昼夜が逆転してしまうことになります。その結果、思いもかけないような健康被害が引き起こされます。いったいどのようなことが起きてしまうのでしょう？

その詳細は、第5章を参照下さい。

人のリズムと地球のリズムが約1時間ずれているのは、生体リズムを保持していくための工夫だったのです。生体リズムとは、地球上の生物が地球に生き残るために、必須の生理機構であるといわれる所以がここにあります。

●体内時計はどこにあるか？

さて、約24時間の時（とき）を刻む体内時計はどこにあるのでしょう？

コラム2

生態学研究をさきがけた、エルヴィン・ビュニング

ビュニングは実験室の中だけで研究することを嫌いました。植物学的な視点に立って、生態系を観察することの重要性を指摘し、生きた自然の複雑性と多様性を鋭敏に写生することこそ生命のスケッチであると唱えています。

マメ科植物の就眠運動が、ビュニングが生活しているヨーロッパだけにみられる現象であるのか、あるいは、はたして東南アジアや南アジアなどの熱帯地域でも観察できるものなのか、それを知りたかったのです。

それを知るために遠く離れたインドネシア（1938年〜39年）、パキスタン（1950年）、セイロン（1954年）を訪れました。旅行の時期として、雨の少ないときだけではなく、雨の多い季節にも訪れ、数週間にわたって原生林や山岳地帯に滞在しました。

1951年からは、ノルウェー、スウェーデン、フィンランドにまたがる北極圏のラプランド地域にも歩を進め、1980年（74歳になる）まで、学生10人ほどとともに3週間のフィールド研究をくり返しました。ビュニングは、静寂な自然との結びつきの中に、生命の意味を探求したのです。

京都大学の今西錦司（1902－1992）が、1941年に「生物の世界」を著作し、「生態学」という学問体系を確立していくのとほぼ同時代に、ドイツにも似たような手法で新しい植物学のあり方を模索した学者がいたことになります。生物リズム研究の開拓者の一人、エルヴィン・ビュニング（1906－1990）は、生態学の開拓者でもあったのです。

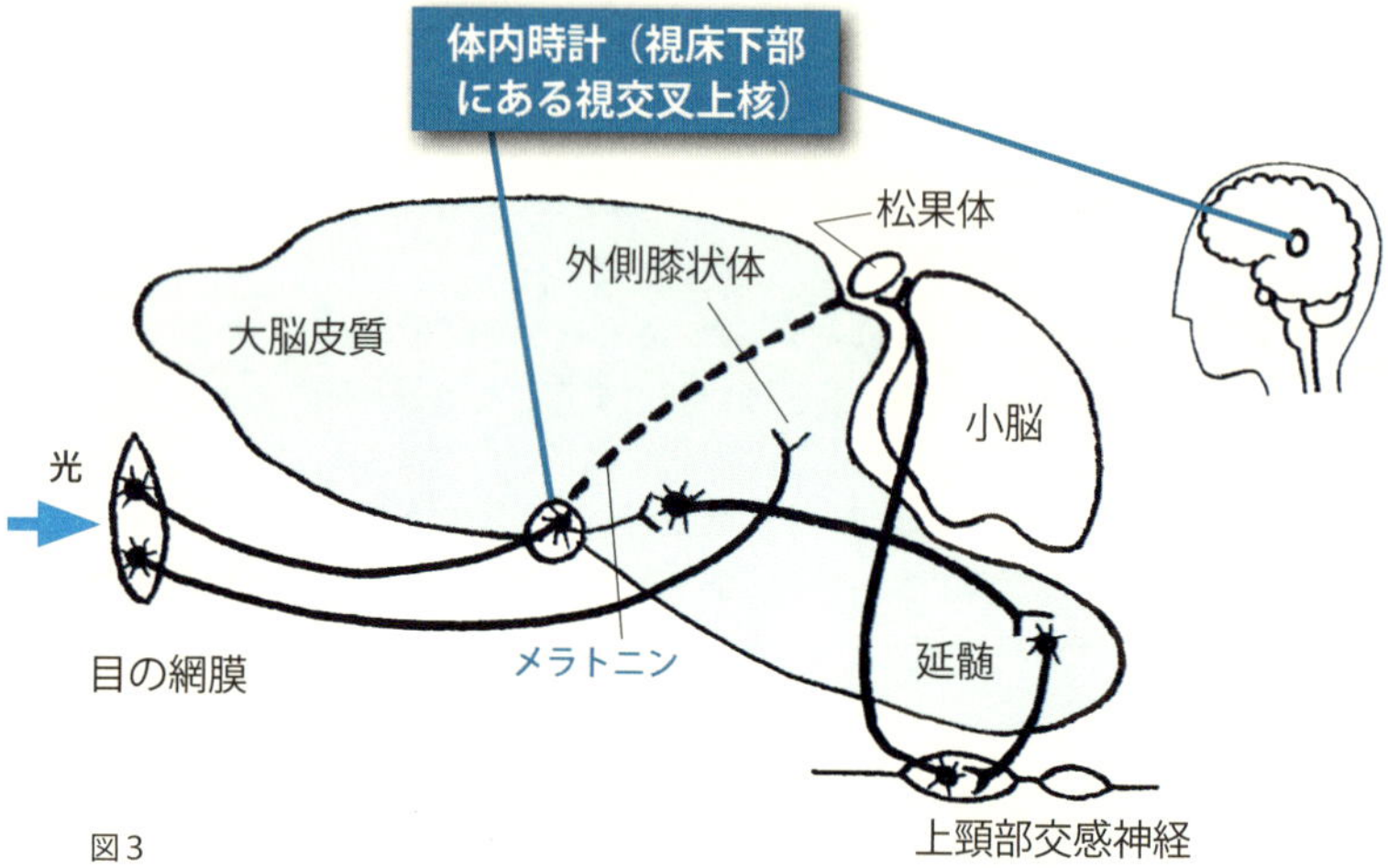

図3

生体リズムを奏でる体内時計は脳にある

1972年、哺乳動物の体内時計が、脳の視床下部にあり、視床下部の中にある視交叉上核*という神経細胞の集団（医学用語では、神経核）が体内時計であることが発見されました。この時計には時計細胞がぎっしりつまっています。

今では、この視交叉上核にある体内時計は、メラトニンと強く連携してサーカディアンリズムをつくり出していることが明らかにされています。メラトニンは、脳の松果体**から夜、真っ暗闇のときだけに分泌される、睡眠を誘うホルモンです。

視交叉上核（体内時計）から松果体への連絡は、次の通りです。朝の明るい日差しが、約25時間の体内時計の針を調整し、1時間の遅れを、地球の自転の24時間に合わせます。瞬く間に時刻合わせをした体内時計は、その時刻の信号を、神経線維の連絡で交感神経節に出力します。交感神経はこの信号を松果体にリレーし、メラトニンの分泌を停止させます。

一方、松果体から視交叉上核（体内時計）への連絡は、次の通りです。夜に分泌されたメラトニンは、体内時計の視交叉上核に働きかけます。その信号は、視交叉上核にある2つのメラトニン受容体（MT1とMT2）を介して解読され、増幅されて、様々な作用を発揮します。MT1は深い眠りを誘い、MT2は体内時計の針を前進させて、眠るべき時刻を早く到来させます。このようにして深い眠りが早く訪れるのです。

＊ 視交叉上核：約1万6000個の神経細胞群からできている。光の信号に従って時刻を合わす時計細胞群（VIPホルモンを含み、腹外側部に近い）や、光以外の信号に従って時刻を合わす時計細胞群（AVPを含み、背内側部に多い）がある。

＊＊ 松果体：間脳の背面に突き出した分泌腺。脳や脊髄の神経伝達物質であるセロトニンを元に、メラトニン（ホルモンの一種）を合成し分泌する。

1972年、米国の2つの研究グループがほぼ同時に、哺乳動物の体内時計のありかを発見しました。それは脳の中にあったのです。脳の視床下部という細胞集団の中にある、視交叉上核という神経核が体内時計でした。この場所を壊すと、サーカディアンリズムが消え、その後、視交叉上核を移植するとサーカディアンリズムが回復しました（図3）。

体内時計が発見された1972年は、筆者が九州大学を卒業した年でした。そして、心電図を連続記録し、24時間の単位で心電現象を見ることのできるホルター心電図（携帯型の心電計）が発明され、臨床に始めて応用された年でもあります。それゆえ、1972年は、筆者が生体リズムを医学にとり入れることを志した、後に時間医学を提唱する原点ともいえる、記念すべき年でもあります。

1972年のこの発見から25年を経た1997年に、体内時計の中に時計細胞があり、時計細胞の中に時を刻む遺伝子（時計遺伝子）があることが発見されます。時計遺伝子の発見を期に、時計遺伝子のありかが探索されました。そしてあっと驚く発見が相次いで報告されることになります。体内時計のありかは、脳の視床下部だけではなかったのです。その詳細は第3章をご覧下さい。

1-4 細胞に時計がある？

地球に住む生物で、生物時計を持たない生物はいません。また生物時計が時を刻む仕組み（医学用語で、時計機構といいます）は、どの生物もほとんどそっくりです。このことは、地球に生命が誕生して、生物が急速に多様化する約5億年前のカンブリア紀以前に、生物が時計機構を身につけたことを推測させます。あるいはその後、生物進化の過程で時計機構を獲得することができなかった生命は、自然淘汰の結果として地球上から消えていったとも推察されています。時を刻む仕組みが、なぜそれほどに重要なのでしょう？

１９９７年、人の時計細胞の中に、時計遺伝子があることが発見されました。

●体内時計の仕組み

柱時計が振り子の揺れを利用して時を刻むように、体内時計は遺伝子からタンパクへの化学反応の変化を利用して時を刻んでいます（図4）。その中心（コア）は*Clock*、*B-mal 1*、*Per1*、*Per2*、*Cry1*、*Cry2*と呼ばれる6個の時計遺伝子です（註：時

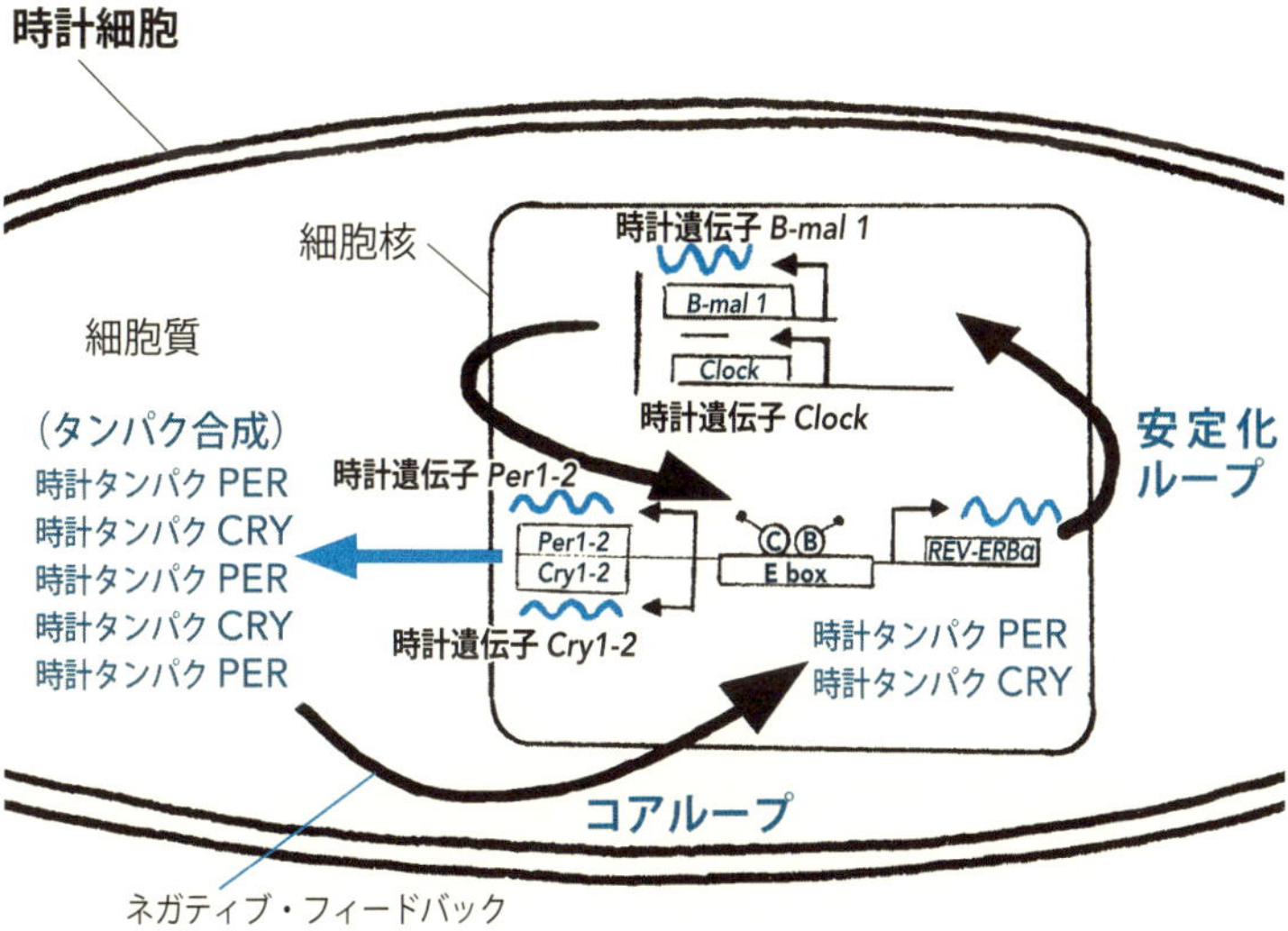

図 4

遺伝子からタンパクへの化学反応の変化を利用して時を刻む時計細胞

脳の視床下部には、左右一対の視交叉上核（28 ページ図 3 参照）があります。視交叉上核には、約 1 万 6 千個の神経細胞があり、時を刻むという性質から時計細胞と呼ばれています。時計細胞には 2 種類あり、1 つは VIP（血管作動性腸管ペプチド）というホルモンを含む細胞、もう一つはワゾプレッシンというホルモンを含む時計細胞です。前者は、光の信号を受けて体のリズムを、地球の自転に調整する働きをになっています。時計細胞には時計遺伝子があり、次のような手順で時（とき）を刻み、約 24 時間というサーカディアンリズムを創り出しています。*Clock*、*B-mal 1*、*Per1*、*Per2*、*Cry1*、*Cry2* と呼ばれる 6 個の時計遺伝子がコアとなって時が刻まれます。時計遺伝子 *Clock* と *B-mal 1* がペアを組み、一心同体となって時計遺伝子 *Per1*、*Per2*、*Cry1*、*Cry2* に時計タンパクの合成を開始するよう働きかけます。時計遺伝子 *Per1*、*Per2*、*Cry1*、*Cry2* から時計タンパク PER1、PER2、CRY1、CRY2 がつくられていき、やがて時計タンパクの産生が十分量に達してくると、できあがった時計タンパクは細胞核の中に入り込み、その化学反応（遺伝子からタンパクへの転写）を抑制しはじめます（ネガティブ・フィードバックという）。遺伝子からタンパク、タンパクから遺伝子への働きかけという周期的な繰り返しから、約 24 時間のリズムが創り出されているのです。

計関連遺伝子としては、その他すでに20種以上が報告されている)。この時計遺伝子から時計タンパクがつくられ、時計タンパクが十分量になると、遺伝子からタンパクへの化学反応が抑制されます。これがネガティブ・フィードバックという仕組みです。

Clock と *B-mal 1* が一対になって時計遺伝子の、*Per1*、*Per2*、*Cry1*、*Cry2* に働きかけ、時計遺伝子から時計タンパクができ上がります。この化学的変化のことを遺伝子からタンパクへの転写といいます。細胞質の中にできあがった時計タンパクがある程度の量に達してくると、できあがった時計タンパク自身が細胞核に入り込み、*Clock* と *B-mal 1* の一対に働きかけ、転写を抑制します。この遺伝子からタンパク生成への一連の周期が、約24時間です。このようにして、時計遺伝子と時計タンパクの間の転写がリズミカルに繰り返されます。この周期から、サーカディアンリズムという生体リズムがつくり出されていたのです(詳細な生体リズムがつくりだされる仕組みはもう少し複雑です。36ページコラム3を参照下さい)。

2005年、時計遺伝子 *Clock* に異常のあるマウスがメタボリック症候群になる、との研究発表が米国の有名な雑誌、「サイエンス(Science)」に報告されました。その報告以降、生体リズムの乱れが、高血圧や糖尿病などの生活習慣病や、骨粗しょう症(あるいは、骨過形成)や癌の原因でもあることが次々と明らかにされてきました。骨の成分は昼にとけ、夜に新しくつくり変えられる（医学用語では、骨のリモデリングという）ことをくり返していたのです。毎日、1日のリズムで、骨はその形成と吸収をバランスよく繰り返し、骨の量を一定に保っています。それには時計遺伝子の *Per1* と *Per2*、*Cry1* と *Cry2*、*Clock* と *B-mal 1* のいずれもが必要でした。いずれが欠損しても、骨は過形成しもろくなって骨折しやすくなってしまったのです。

生体リズムの異常に、癌とのかかわりがあることが見いだされたことも思いがけない発見でした。時計遺伝子の *Per2* をノックアウト*したマウスでは、正常マウスよりも発癌の確率が高まり、癌の成長速度も速く、早期に死亡することが明らかにされました。時計機構の異常と老化との関連も注目されています。

この働きを、医学用語では、non-clock function（時を刻む遺伝子が持つ時計以外の役割）と呼んでいます。

最近、*Clock* と *B-mal 1* という2つの時計遺伝子を介して連結している安定化ループ**（stabilizing loop）が注目されています。安定化と名づけられた理由は、生物の持っている時計のような仕組みが、これでもかこれでもかというほどに、強く護られていることに由来しています。

＊ ノックアウト：遺伝子操作により、目的の遺伝子を実験動物から完全に除去すること。特定の遺伝子の働きを無効にするのは、その遺伝子がどのような役割を持っているかを調べるため。マウスと人は遺伝子でみるとほとんど同じなので、マウスの遺伝子の役割がわかれば、人の同じ遺伝子の機能がわかることになり、病気などの原因を推定することができる。

＊＊ 安定化ループ：基本の時計遺伝子が、安定して時を刻むことができるよう、その遺伝子の働きを保護するために設定されている一連の仕組みのこと。

この安定化ループは核内受容体[注1]のREV-ERB α[注2]とRORE配列[注3]を基本とする補助ループです。REV-ERB αとROR α[注4]は、脂質・リポタンパク代謝、脂肪産生、血管の炎症を調節する元締めのような役割をになっています。エネルギー貯蔵のホメオスターシス[注5]を調節する数多くの核内受容体ともクロストーク[注6]しています（図5）。

B-mal 1 の転写はREV-ERB αによって抑制され、その遺伝子 *Rev-erb* αは時計タンパクのCLOCLとBMAL1により活性化されることもわかってきました。そのためREV-ERB αの量が少ない夜間に、

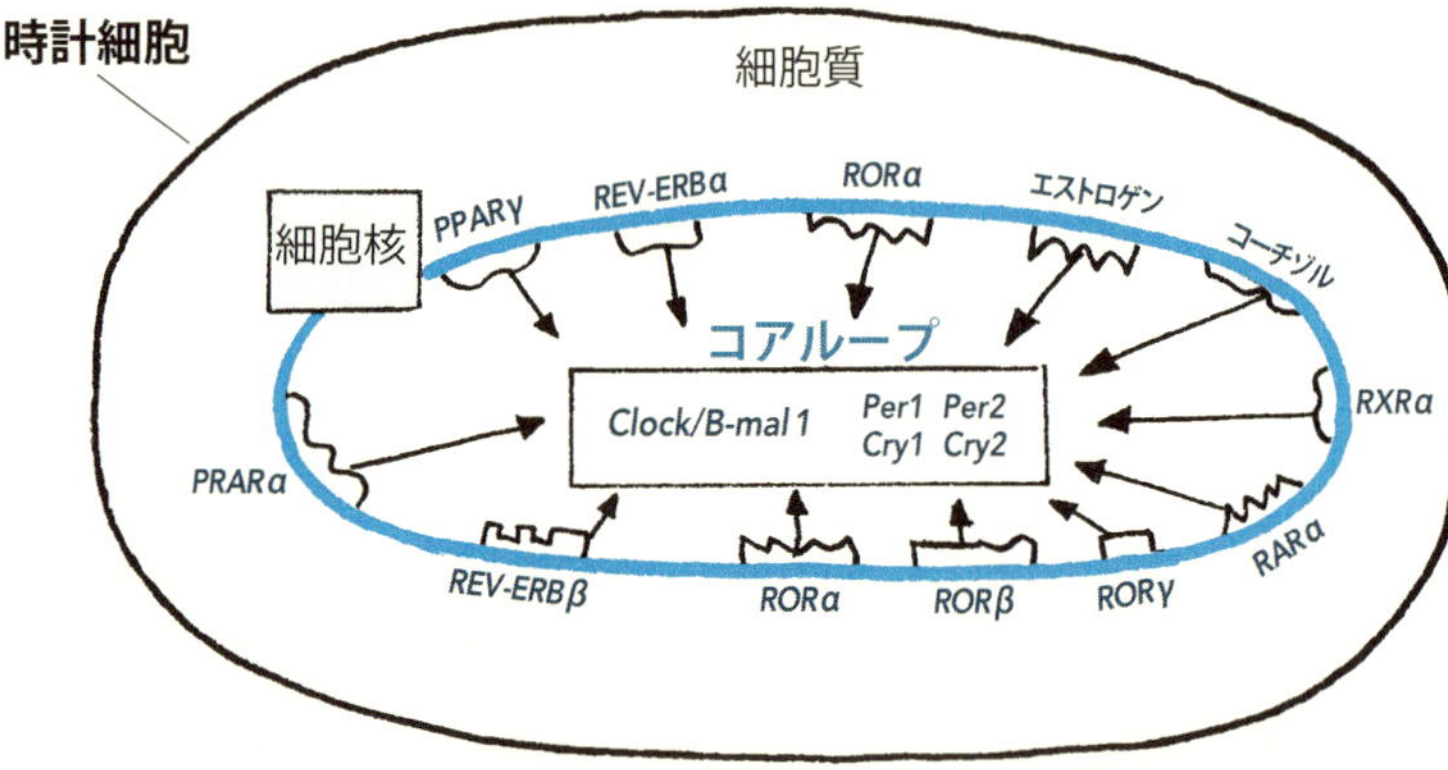

図5

細胞核の様々な核内受容体も時を刻む働きを持っている！！

時計細胞の核には数多くの受容体があり、核内受容体とよばれます。最近、代謝産物やホルモンなどが核内受容体に結合することにより、核内に移行し、代謝や発生など、生命維持の根幹に係わる遺伝子の働きを調節する最も上流の調節機構であることがわかってきました。これが、時を刻む仕組みが、生活習慣病や癌、あるいは早期老化や寿命に大きく関与している理由でした。この受容体の多くが時計機構の維持に重要な働きを持っています。そのうちのいくつかは、すでに時計遺伝子の一つであることが確認されています。REV-ERB αとROR αは、脂質・リポタンパク代謝、脂肪産生、血管の炎症を調節する元締めのような役割をになっています。

B-mal 1 の転写が促進されることになります。一方、RORαは *B-mal 1* の転写を促進します。このように働くことで、CLOCL と B-MAL 1 の日内リズムが正しく刻まれていきます。

REV-ERBs と RORs は、「時計機構と代謝のプロセスとの相互協調作用」の中心的役割をになっていたのです。生命維持のキーマンとでもいえる分子群でした。それゆえ時を刻む仕組みは、生きていくために必要な様々の生理機能をもになっていたのです。

これらを報告した数多くの論文から、乱れた生活リズムを回復し、生体リズムを正常化することこそ、健康長寿を保つコツであることがわかります。本書では、生体リズムが奏でる生命（いのち）の神秘を、とくに心臓血管系の病気と生活習慣病に焦点を当てて、隠されていた健康の極意を紹介します。

注1 核内受容体：ホルモンなどが結合する、細胞核の表面にある受容体のこと。ホルモンなどが核内受容体に結合することで、ホルモンが核内に移行し、代謝や発生など、生命維持の根幹に係わる遺伝子の働きを調節します。

注2 REV-ERB α：ヘム（鉄とポルフィリンから成る化合物）を情報伝達物質（リガンド）とする核内受容体。REV-ERB αは、時計遺伝子の一つで、*B-mal 1* のリズム発現を調節する役割を担当しています。コアループを保護する補助ループを構成することにより、生体リズム創出の一翼をになっています。

注3 RORE (ROR responsible Element) 配列：RORE に結合する時計遺伝子には、REV-ERB（α、β）と ROR（α、β、γ）があります。これらを REV-ERBs と RORs と総称し、これらを RORE 配列といいます。

注4 ROR α：Retinoic acid receptor-related Orphan Receptor（ROR）α の略。特定の受容体に特異的に結びつくリガンドが不明か存在しないオーファン受容体で、時計遺伝子の一つ。コアループを保護する補助ループを構成し、*B-mal 1* のリズム発現を調節しています（オーファン受容体とはリガンド不明の受容体の呼称）。

注5 ホメオスターシス：生体の内部環境、あるいは外界の環境因子の変化にかかわらず、生体の状態が一定に保たれるという性質のこと。

注6 クロストーク：ある生体内のシグナルが、他の部位に伝達されるとき、シグナルを受け渡ししながら、その伝達経路が他の伝達経路と影響しあうこと。

コラム3

人を含む哺乳類の時計機構

人を含む哺乳類の時計機構が明らかにされました。

ショウジョウバエが羽化する時刻は決まっていて、約24時間のリズムがみられます。しかしシーモア・ベンサーは、ショウジョウバエの中には羽化の周期が18時間と短いものや、28時間と長いものがあることを見いだし、それが子孫にも遺伝することから、遺伝子に原因があると考えました。1971年に、その遺伝子がつきとめられ、後ほど*Per*と命名されますが、これが時計遺伝子発見の最初でした。

米国のジョゼフ・タカハシらは、ショウジョウバエに続いて、アカパンカビ、そして哺乳類での時計遺伝子の探索を始め、ついに1997年マウスで、第5染色体にある時計遺伝子*Clock*を見いだし、そのクローニングに成功したのです。時計遺伝子*Clock*の命名は、「時計」という言葉にも由来しているのだと思いますが、「Circadian Locomotor Output Cycles Kaput（輪回し運動のリズム異常）」の頭文字をとって名づけられたとされています。

偶然にもこの発表と同年に、埼玉医科大学の池田正明教授らによって、もう一つ別の時計遺伝子が見いだされ*B-mal 1*と命名されました。そして*Clock*と*B-mal 1*の発見と同年の1997年に、日本と米国の2つの研究グループが、第17染色体にある哺乳類の時計遺伝子*Per*を発見し、そのクローニング*に成功したのです。それゆえ1997年は、時計遺伝子元年といわれています。

2000年には、時計タンパクPERは時計遺伝子*Per*とともに細胞の核内にも共存し、細胞質にはないことが明らかにされました。時計タンパクPERは時計遺伝子*Per*より約6時間遅れて、リズミカルに変動していました。すなわち時計タンパクPERは、時計機構のコアループとして自身の発現が過剰にならないよう抑制する役割を演じているのです。時計遺伝子の発現と、時計タンパクへの転写は繊細に調節され、概日周期のリズムを発現しています。

1999年、1997年の*Clock*、*B-mal 1*、*Per*の発見に続いて、時計遺伝子*Cry*が発見されました。時計遺伝子*Cry*は2種類発見され、それぞれ*Cry1*と*Cry2*と名づけられました。24時間の連続照明下での観察では、時計遺伝子が正常のマウスでは約24時間の周期を示しますが、*Cry1*が欠損したマウスでは約1時間短く、*Cry2*が欠損したマウスでは逆に約1時間長いことが観察されました。すなわち*Cry*は、概日リズムの周期を、時計タンパクCRY1によって長く、CRY2によって短くするよう、互いに拮抗的に働きつつリズムの周期を調節する役割をになっているようです。

1-5 生命にはなぜ生物時計が備わっているのか

私たちの身体には、なぜ、何のために、生体リズムが備わっているのでしょう。その理由を、少し考えてみたいと思います。

動物や植物は、時刻を知り、時間の長さを測る様々な仕組みを持っています。地球に生きる生命は、すべて生物時計（あるいは、生体時計、体内時計ともいう）を持ち、様々な形で時の流れを刻み、時を意識し、時の流れを読み続けているのです。

生物時計にはいくつかの特徴があります。時間生物学では、生物時計であるための必要条件として、次の3つの特徴が備わっていることと定義しています。

（1）他から時刻情報を受け取ることなく、自動的に時を刻み続ける能力があること
（2）環境（とりわけ周囲の温度）に左右されることなく、リズムが安定であること
（3）本当の時刻とずれたときに、時計の針を合わせる（調整する）ことができること

一般に物理・化学の法則では、温度が下がると、たとえば酵素反応の反応速度は数分の1まで遅くなります。しかし生物時計の場合には、環境温度に関係なく24時

＊ クローニング：生物学用語で、同じ遺伝子型をもつ生物の集団（クローン）を作製すること。これから転じて、分子生物学の分野では、ある特定のDNA配列を単離することの意味に使われる。ここでは、後者の意味。

間周期のリズムが保てるのです（医学用語では、これを温度補償性という）。たとえば冬眠のとき、クマの体温はかなり低くなります。雪の下で眠っているだけですから、時刻など知る必要はないように思いますが、それでも生命（いのち）のリズムは一定の周期で、時を刻み続けているのです。

生き物はいったい何のために、生物時計という精巧な、不思議な機構を身につけているのでしょう？ それは、分刻みのスケジュールに追われる現代人はもとより、動物や植物も、時刻を知っておくことが、さまざまな面で有利だからです。たとえば、外敵のいない時刻を予知し、その時間帯に活動すれば、天敵から身を守ることができる確率が高くなります。

地球上に住むすべての生物が、時計機構を身につけているということは、あるいは時刻を知らない生物は、生き残ることができなかったことを示しているのかもしれません。生物時計が必要な理由として、時間生物学の視点からは、次の2つのことが推測されています。

第1は「種の保存」を有利にするためです。

植物や動物は生物時計を使って、開花の季節や交尾の時期を測っています。生物時計から朝の時刻と夕の時刻を知り、その差から日照時間を計算し、季節の変化を察知しています。妊娠期間の長短にかかわらず、ほとんどの動物は、1年のうちで最もエサが豊富な、春から夏至までの間に誕生します。妊娠期間の長さに合わせて、シカやヒツジや霊長類の発情期は秋に、妊娠期間が11カ月と長いウマの発情期は春に設定されているのです。

第2は、「個体の生存」に不可欠であるとの考えです。

細胞が生命活動を円滑に営むためには、そのエネルギーは、多ければ多いほど好都合です。しかし、保存しているエネルギーには限りがあります。そこで、エネルギーを効率よく利用する工夫が必要になってきます。

たとえばラットの肝臓の細胞では、グリコーゲン合成のピークはラットの活動期になるように、一方、タンパク質合成のピークは休息期になるように仕組まれています。このように細胞活動の一つ一つが、生体リズムにしたがって、24時間のスケールに分割されています。そして順序よく秩序だった生命活動を営むことにより、保存しているエネルギーを、最大限に利用することができるよう、工夫されているのです。

コラム4

夜時計が決める求愛行動

求愛行動とは、永く子孫を維持するためになくてはならない重要な行動です。産業技術総合研究所の石田直理雄博士らは、ショウジョウバエのオスとメス、それぞれ5匹を飼育ビンに入れ、20分間のお見合いをさせました。その後、メスだけとりだして開腹し、受精率を確かめてみました。そしてこのことを1時間ごとに繰り返し行ってみると、受精率にはみごとなサーカディアンリズムがあったのです。

受精率は夜に高くなっていることが発見されました。このリズムをつくっているのは、オスでした。オスの時計遺伝子 *Per* に異常があると、受精率にサーカディアンリズムがみられなくなったのです。

時計遺伝子 *Per* には、朝時計と夜時計があることがわかっています（198ページ・コラム17参照）。求愛行動には、どちらの遺伝子が関与しているのでしょうか？　この実験によると、朝時計を壊しても、受精率のサーカディアンリズムにはさほど大きな影響はみられませんでしたが、夜時計を壊すとそのリズムは完全になくなってしまいました。

朝時計と夜時計の仕事分担ですが、日が長い夏は、夜時計が主役、日が短い冬は朝時計が主役として働いているようです。季節変化を感知して、役割分担をしているのです。それでは求愛行動の場合はどうなのでしょう？　米国のAmreinグループの報告では、朝時計も少しはかかわっていると論じていますが、ハエの繁殖期は夏です。

求愛行動の決め手はオスの夜時計だというのが正解でしょう。

1-6 時間医学とは何？

時間の概念をとり入れた医学研究は、1943年ピンクス（Gregory Goodwin Pincus、ハーバード大学、1903－1967）らにより、健常男児の17-OHCS*・17-KS**排泄に昼と夜の差があることの発見にはじまるとされています。しかし、ピンクスの研究報告は単発的で、二の矢、三の矢に相当する研究は報告されませんでした。

この時間医学研究を体系化したのは、ミネソタ大学時間生物学研究室教授のフランツ・ハルバーグでした（48ページ写真1右）。ハルバーグは、1919年7月5日に、ルーマニアのビストリッツ（Bistritz）に誕生し、1937年クルジュ（Cluj）大学に入学し医学を志しました。1950年に好酸球が規則正しい24時間変動を示していることを見いだし、以来、矢継ぎ早に生体リズムに関する118編の論文を発表した後、1959年に、初めてcircadian（サーカディアン）という言葉を用い、時間生物学（クロノバイオロジー chronobiology）（図6）という名前を付けました。この

＊ 17-OHCS：17-ヒドロキシコルチコイドのこと。副腎皮質から分泌されるコルチゾール（ホルモンの一種）が代謝されてできる。尿中に排出されるので、尿中17-OHCSの量は、採尿した時間内の副腎皮質から分泌されたコルチゾールの量を反映し、副腎皮質の強さを表わす。副腎皮質は、脳の視床下部と下垂体に支配されているので、尿中17-OHCSの測定値は、視床下部・下垂体・副腎皮質系の機能を表わしているとも言える。

＊＊ 17-KS：17-ケトステロイドのこと。その大部分は、副腎皮質から分泌された性ステロイドが代謝されたもの。副腎皮質からのアンドロゲン分泌の指標として使われてきた。

論文は十数ページにも及ぶ長文で、時間生物学元年と言わしめるほどの影響を及ぼした論文でした。ハルバーグは、3000を超える医学論文を発表し、今では生体リズムの立場にたった医学こそ重要であることが認められています。しかし、当時はクロード・ベルナールとキャノンによって提唱された、ホメオスターシス（恒常性、homeostasis）の理論の影響は甚大で、多くの科学者・医学者は、ホメオスターシスに心酔し信奉していました。

そのため、時間生物学の考えはホメオスターシスを基本概念とした当時の西洋医学には容易には受け入れられず、ハルバーグへの反対論文が相次いで掲載され、講演を行う度に、数々の批難と侮蔑の言葉が浴びせかけられました。それでも、生体リズムは存在すると主張し続け、10年間の曲折を経て、1969年にはじめて、新しい分野の医学として認められ、時間生物学と称されるようになったのです。時間医学の基になる時間生物学の誕生です。

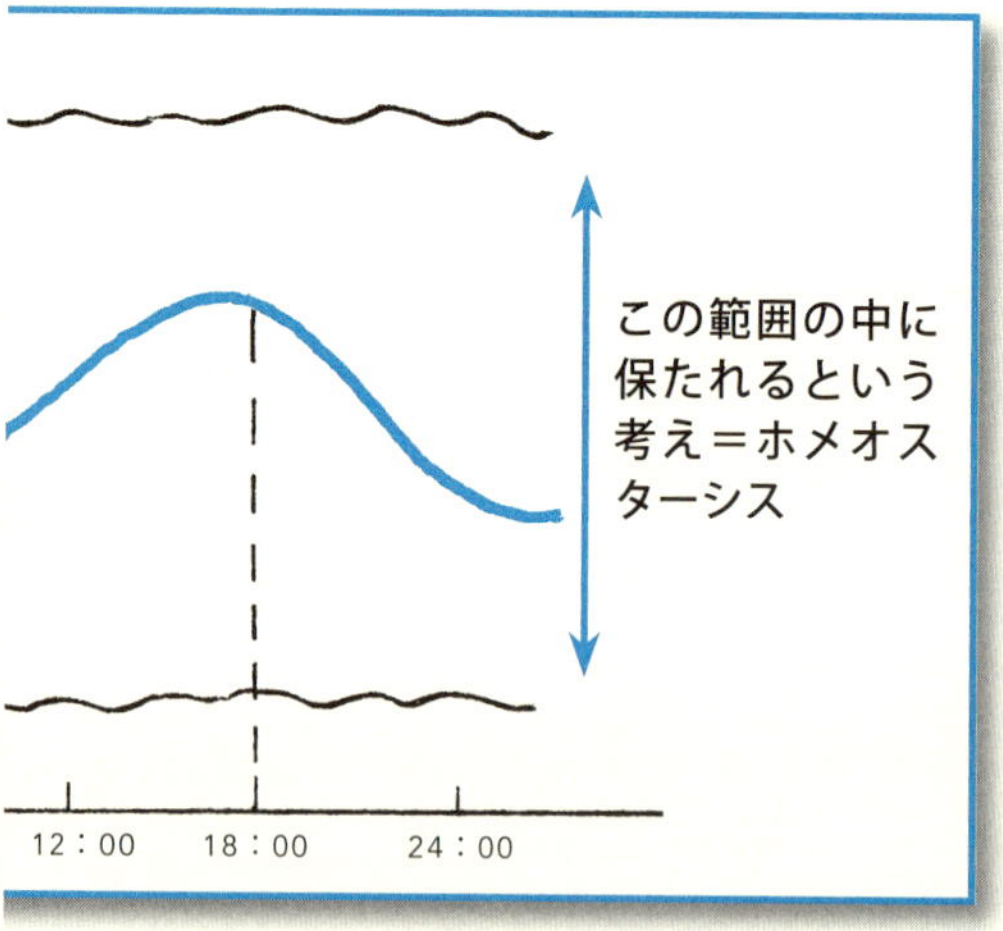

時間生物学の名称の由来は、時間（クロノス chronos）を考慮した生命現象（ビオス bios）に関する学問（ロゴス logos）というラテン語をつなぎ合わせた名称として、クロノバイオロジー（時間生物学）と称しました。当時、西洋医科学の基本概念であるホメオスターシス（すなわち、生体の内部環境は大きく変化することはなく、常に一定に保たれている）の考えに対し、ハルバーグは、「生体の内部環境は、様々なリズムによって修飾されながら、緩やかに、しかし確実に周期的に変動している」と考え、生命現象の周期的ふるまいを、時間の関数として研究する学問を新しく提唱し、体系化していったのです。

さらにハルバーグは、時間生物学の概念を医学に導入し、それを時間医学（クロノメディシン chronomedicine）と称しました（図7）。時間の概念を、

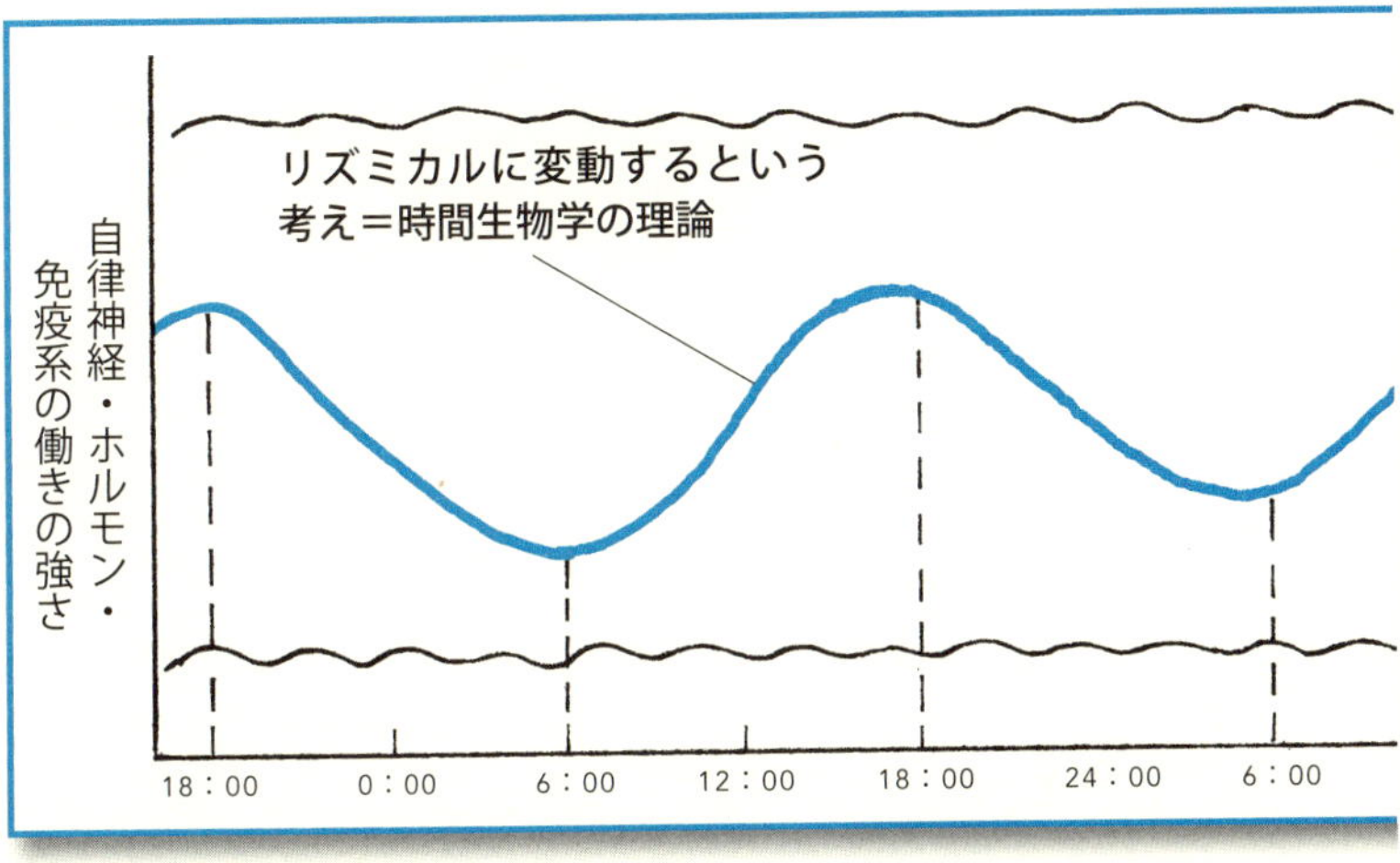

図6
ホメオスターシス（恒常性）と時間生物学（クロノバイオロジー）
縦軸は、身体の血液成分や身体を調節する自律神経・ホルモン・免疫系の働きの強さ

循環器病学に導入し、時間循環器病学を提唱したのもハルバーグでした。1966年にはじめて、人の血圧にサーカディアンリズムが存在することを報告しました。この報告が時間医学のはじまりとされています。

とはいえ、当時は、時間生物学の考えは容易には受け入れられず、その発展が遅れることになります。時間医学の考えが、多くの科学者・医学者・医師に受け入れられるようになったのは、やっと1997年になってからのことです。

先に述べたように、1997年、人にも時計遺伝子があることが発見されました。生体リズムあるいは時

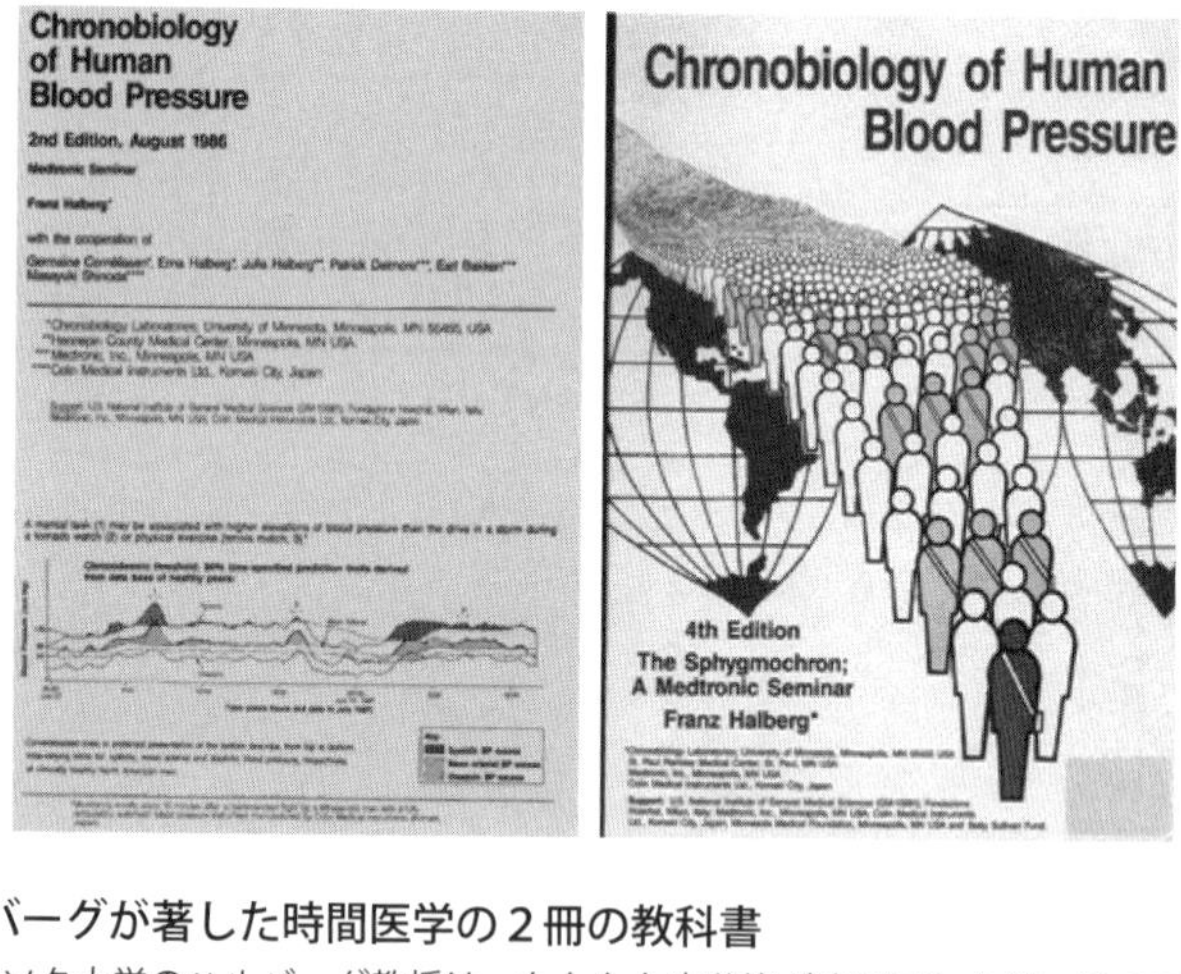

図7

ハルバーグが著した時間医学の2冊の教科書

ミネソタ大学のハルバーグ教授は、もともと内分泌が専門でしたが、そこで見いだした時間生物学の概念を高血圧診療に応用しました。血圧変動の実態を、数理的に詳しく解析し、高血圧の診断と治療の評価に、時間生物学を応用していきました。携帯型血圧計を用いて、7日間から10数年間連続の血圧連続記録を行い、その結果を線形・非線形の数理的手段で解析することにより、高血圧診療の緻密さ、精確さ、的確さを追及していきました。この2冊の教科書の中に、その詳細が、数多くの図を用いてわかりやすく解説されています。ハルバーグは、このようにして時間生物学の知見を人に応用し、新しい時間医学という分野を開拓していったのです。

間医学という学問分野が、やっと分子生物学の立場から議論されるようになり、あたかも占星術のように扱われてきたリズム解析が、今や、脳科学における最先端のトピックスとして注目されることになりました。血圧は夜低くなり、昼間高くなる。このリズミカルな変動は、就寝と覚醒を繰り返しているためではなく、生物時計の仕業だったのです。心臓病や脳卒中が朝に多いことの原因が、生物時計の仕業であることに、臨床医家はこのときはじめて気がつきました。ハルバーグの発見以来、30年も経過してからのことです。

筆者はハルバーグの考えや解析内容を、そのまますべて受け入れるつもりはありません。パイオニアの宿命とはいえ、少しいじわるで、ずるいところのあるハルバーグは、必ずしもすべてを語ることがないからです。学会でも横柄な物言いが人々を傷つけ、反感を買う場合も少なくありませんでした。しかし、一般の人が考えもつかない大きな発想が潤沢に湧き出で、その仮説を次々に証明していく勇気と決断力は、世にも稀な秀才であり、天才といっても間違いないと思います。新しいアイデアを耳にするだけでも心がわくわくしてきます。このような研究者には二度とめぐり会えないと思います。

ハルバーグには、世界中の大学や病院、あるいは研究所に、数百人の弟子がいます。日本を愛したハルバーグの教えを、筆者は是非とも後世に伝えたいと決心していま

コラム5

測るたびに違う血圧にもサーカディアンリズムがある？

「血圧は測るたびに違う。一体どの測定値が自分の血圧なのだろう？」そのような思いをもったことはありませんか？　多くの人が悩んでいることと思います。それでも血圧の変動にはリズムがあり、サーカディアンリズムもあるのです。現在では、携帯型の血圧計が登場し、15分ごとや30分ごとに連続して血圧を計ることができるようになりました。血圧は、夜眠っているときに低くなり、起床とともに上昇します。そして、昼間の日常生活中は高めに推移し、次の夜、また低くなります。このように血圧の変動にもサーカディアンリズムがあるのです。

中には、24時間を通して1日中高血圧の人がいます。夜に血圧が下がりませんので、血圧のサーカディアンリズムがみられません。そのため、夜間高血圧と呼ばれたり、ノン・ディッパー型（図8）の高血圧と呼ばれたりします。血圧にサーカディアンリズムがみられなくなると、脳卒中や心筋梗塞などの心臓病が併発しやすくなります。そのため、きちんと治療を試みることが大切です。

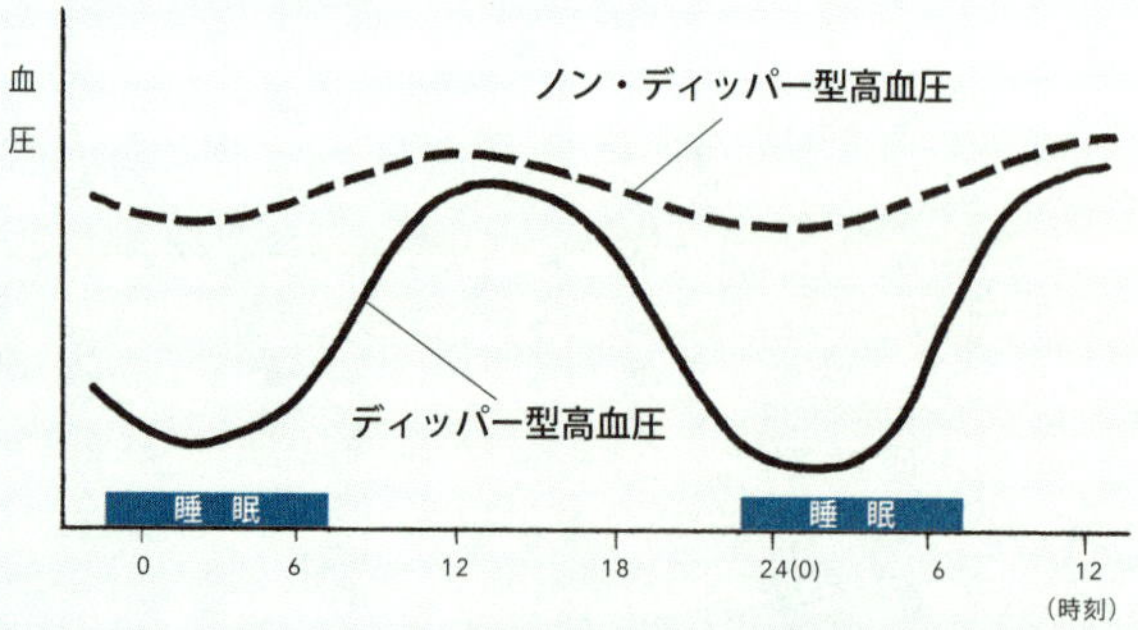

図8
夜間高血圧とかノン・ディッパー型高血圧と呼ばれる血圧リズムの異常
高血圧患者の一部の人は、夜の血圧が低下せず夜間高血圧を呈します。サーカディアンリズム異常の一つです。時間医学を知らない医師は、このような高血圧にノン・ディッパー型高血圧という名前をつけ、その臨床医学としての重要性を唱えてきました。正常の血圧リズムを維持している高血圧患者（昼間血圧が高く夜間低く血圧が変動することを、ディッパー型血圧変動といいます）に比べて、脳卒中や心肥大、あるいは心筋梗塞などの頻度が高かったからです。時間医学の立場からは、ノン・ディッパー型高血圧は、概日リズムの振幅が低下したリズム異常の一つということになります。

す。ハルバーグ教授の教えを筆者なりに吟味しつつ、日本で重ねてきた研究結果を中心に、本書で紹介していきます。

●高血圧と時間医学

ノン・ディッパー型の高血圧だけではなく、時間医学の立場からは、いくつかのタイプに高血圧を分類することができます。血圧のサーカディアンリズムに、約24時間の余弦曲線を

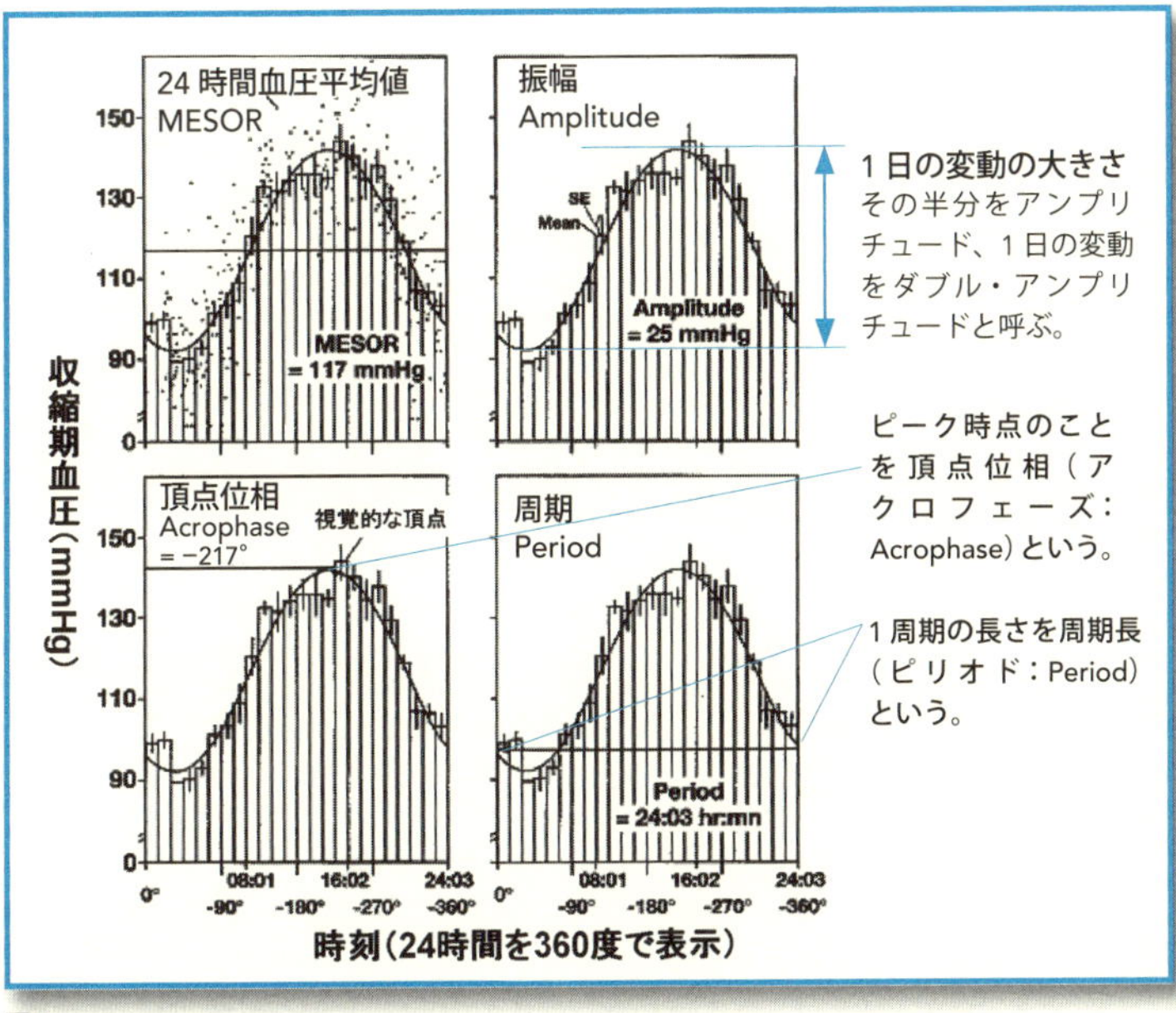

図9

時間医学の立場から分類した４種類の高血圧

図左上；MESORとは、24時間の平均値のことで、これが高い高血圧を「MESOR高血圧」と呼ぶ。図右上；Amplitudeとは、24時間周期の変動幅を評価する指標で、これが大きい高血圧を「Amplitude高血圧」と呼ぶ。チャット（CHAT）あるいは過剰振動（over-swinging）とも表現されることが多い。図左下；Acrophaseとは、24時間周期の位相を評価する指標で、このずれが大きい高血圧は「Acrophase高血圧」（あるいは、エクファジアEcphasia）と呼ばれる。図右下；Periodとは、あてはめた余弦曲線の周期を評価する指標で、24時間と異なる周期を示す高血圧を「Period高血圧」と呼ぶ（本文参照）。

あてはめます。その結果、そのリズム異常の特徴から、図9に示すような4種類の高血圧に分類することができます。

図9の左上は、曲線の中央値（図中、横線、すなわち平均値）が高い高血圧、図9右上は、曲線の振幅（amplitude）が大きすぎる高血圧、図9左下は、最大値を示す位相（医学用語で、頂点位相）が大きくずれた高血圧、図9右下は、

コラム6

7日のリズムを提唱したハルバーグの盟友、ヒルデブラント

ハルバーグの盟友、ギュンター・ヒルデブラント（写真1左）は、リハビリテーションに時間医学の考えが必要であると考えていました。ハルバーグ（写真1右）とは独自にその重要性を説き、リハビリにおける音楽療法や温泉治療の効用を、時間医学の視点から追求し続けました。ヒルデブラントは、ハルバーグとともに時間の多重構造に興味を抱いており、サーカディアンリズムだけではなく、7日のリズムも生体リズムの一つであると考え、その医学的意義を探求していきました。ハルバーグが心を許すことのできる唯一の仲間でもありました。

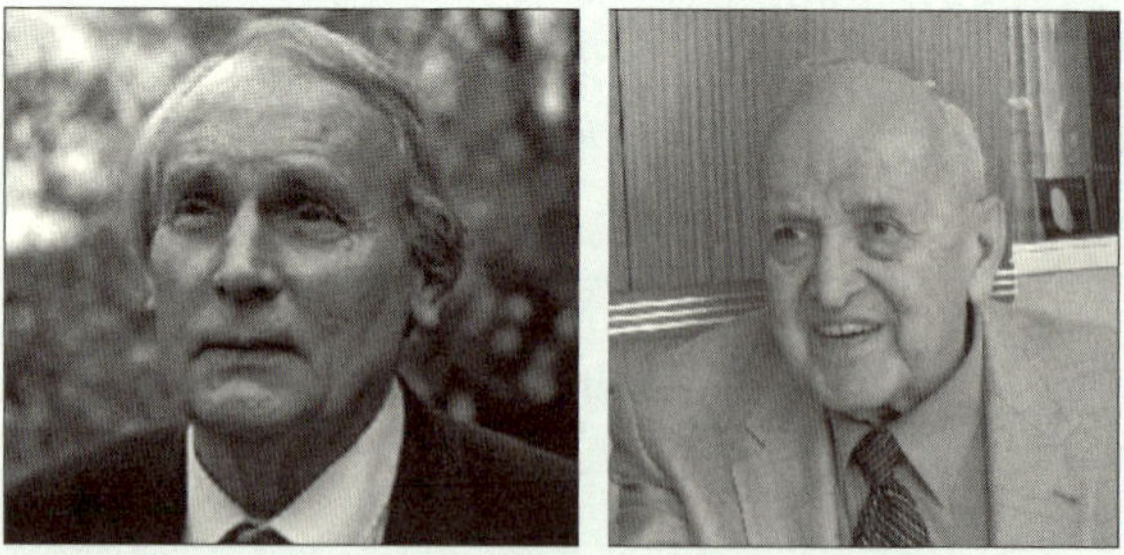

写真1
欧州時間生物学会を創立し、国際時間生物学会の副会長を務めた、フィリップス大学（ドイツ、マルブルグ）のギュンター・ヒルデブラント博士（写真左：1924 － 1999）と、90歳を迎えたミネソタ大学のフランツ・ハルバーグ教授（写真右）

周期が24時間からずれ長くなったり短くなったりしている高血圧。この4種類です。ノン・ディッパー型の高血圧は、図9右上に相当し、曲線の振幅が小さすぎる高血圧ということになります。

通常の勤務の場合、身体のリズムには約24時間のリズム、約12時間のリズム、そして約8時間のリズムが多重に存在することが、**周波数(スペクトル)解析***を用いれば容易に観察することができます。

たとえば、次ページの図10上段は、通常勤務の看護師の血圧を、15分ごとに50時間連続して記録した時系列データを、スペクトル解析した1例です。23・3時間、13・0時間、7・9時間のリズムが抽出されています。一方、夜勤ナースに血圧を50時間連続記録して、そのリズムを解析すると、図10下段のように、約24時間のリズムは27・0時間となり周期が延長していること、約12時間のリズムと約8時間のリズムが不明瞭になり、新たに90・9時間のリズム性が現れています。これは約3・5日(約84時間)のリズムが新たに出現していることを現しています。

人の身体には、約24時間のリズムのほかに、約12時間や約8時間の、24時間よりも短いリズムとともに、約3・5日のリズムや約7日のリズムなどのリズムが多重に内在しています。ハルバーグとヒルデブラントは、ともに時間の多重構造に興味

---

* **周波数(スペクトル)解析**:生体内の信号や、地球を取り巻く様々な環境(たとえば、光や音や電磁波)の信号は、様々な数多くの周波数成分から構成されている。これらの信号の連続記録から、周波数ごとの強さを定量的に求める処理を、周波数(あるいはスペクトル)解析という。

を抱き、なかでも約3・5日のリズムと約7日のリズムに注目し、ともに研究を重ねていきます。

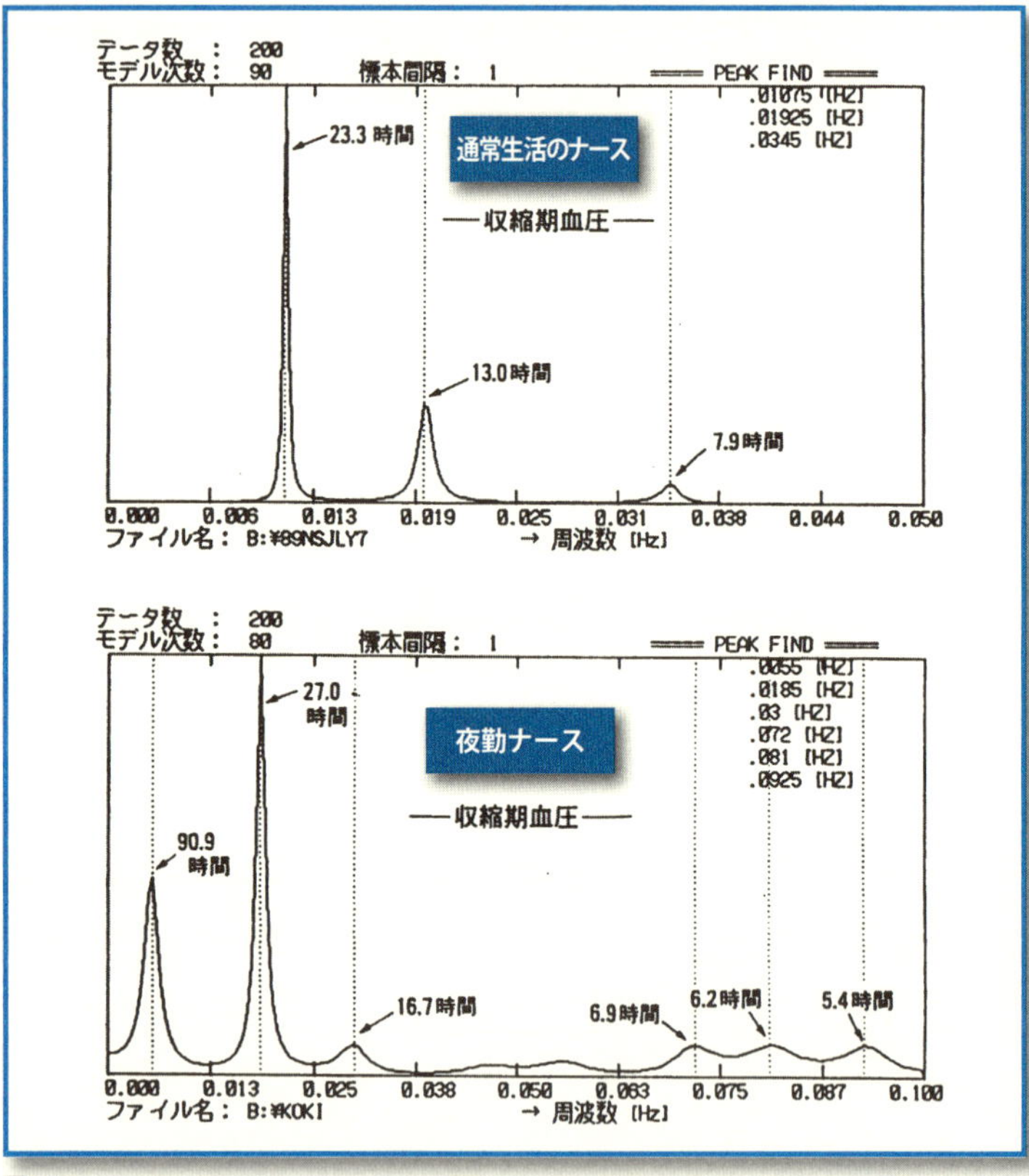

図 10

人の生命（いのち）に宿る多重のリズム

50 時間連続して記録した収縮期血圧のリズム解析。図上段は、通常勤務の看護師。約 24 時間（図中、23.3 時間）、約 12 時間（図中、13.0 時間）、約 8 時間（図中、7.9 時間）のリズムが抽出されている。図下段は、夜勤ナースの血圧 50 時間連続記録。約 24 時間のリズムは 27.0 時間に延長し、約 12 時間のリズムと約 8 時間のリズムがみられなくなり、新たに 90.9 時間（すなわち、約 3.5 日）のリズムが現れている。

chapter

2 時間と医学

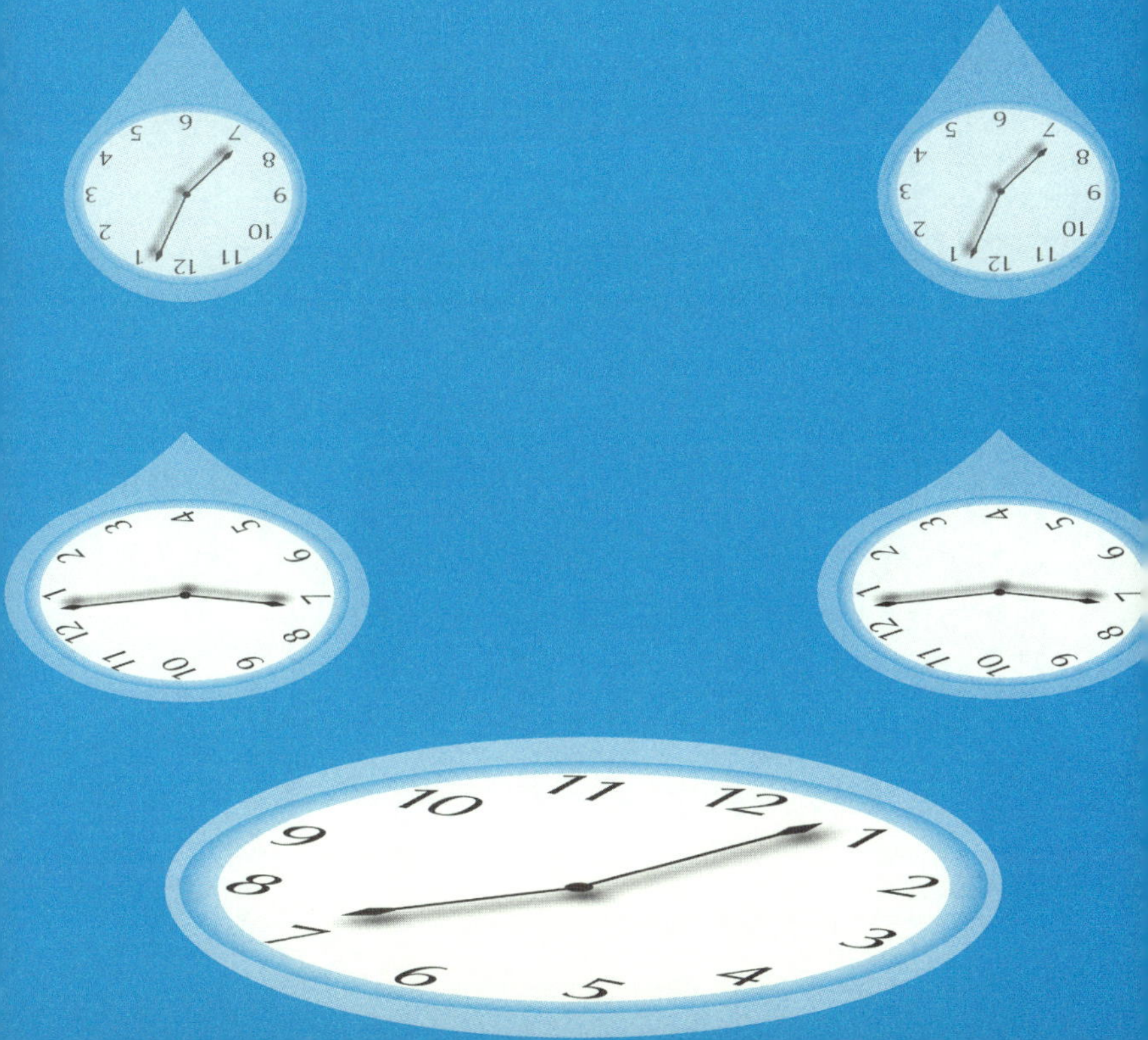

2-1
「朝（4時〜9時）」に起こる病気の仕組みと対策

ミネソタ大学のフランツ・ハルバーグ教授（写真2）は、突然発症することの多い病気にも周期性がみられることを主張し続けてきました。今ではそのことが世界各地の調査で明らかにされています。

病気発症の周期性は、1日のリズム、1週間のリズム、1カ月のリズム、1年のリズムなど多様です。生命の仕組みにみられるのと同じ周期性が、病気のリズムにまで観察されたことは驚きでした。

この章ではまず、1日のリズムのうち夜明けから早朝（朝の4時から9時までの時刻）に焦点をあてて、どのような病気が起こりやすいか紹介していきます。表1にその全体を示しています。この時間帯は、（1）日の出前の夜明けと、（2）起床後の早朝の2つの時間帯に相当します。

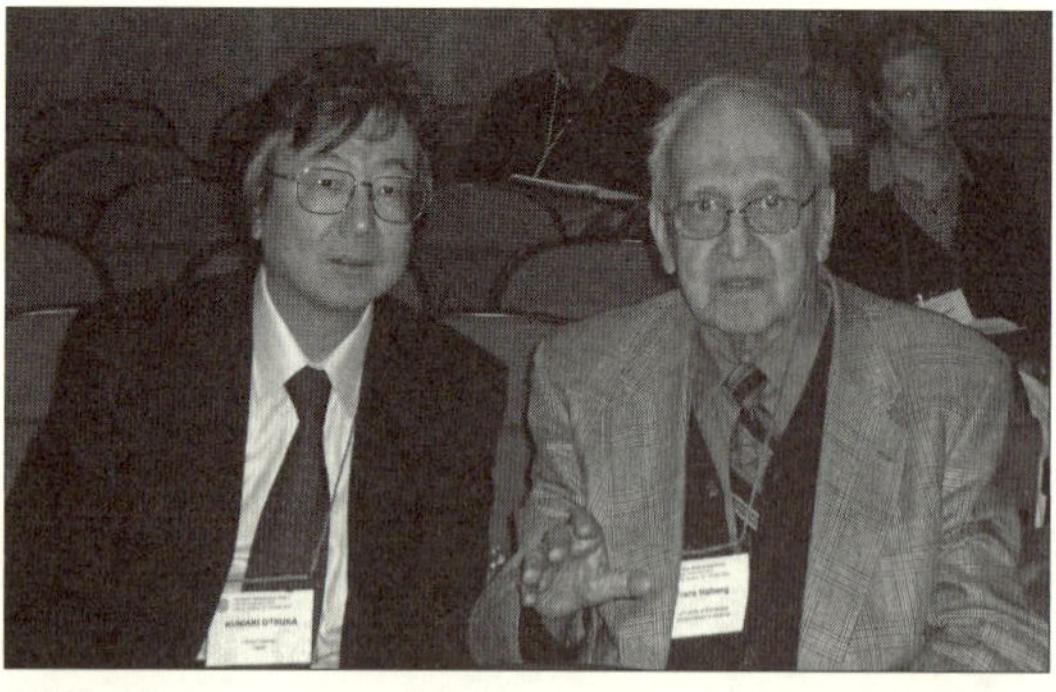

写真2
ミネソタ大学のフランツ・ハルバーグ教授（87歳）と筆者
2007年4月18日（水）ウイーンEGU（European Geoscience Union）国際会議にて

表 1

1 日のリズムのうち夜明けから早朝（朝の 4 時から 9 時までの時刻）に起こりやすい病気

時刻	病気のリズム	生命活動のリズム
4〜5 時	夜勤中のミスがピークに達する 群発頭痛、偏頭痛が始まる 気管支喘息が最も多い	自然に出産することが最も多い 体温が最も低くなる 血中メラトニンが最も高い 副交感神経活動が最も高い B 細胞数が最も多くなる 抗利尿ホルモンが最も高い 60 秒の時間予測が最も正確
5〜6 時	自動車やトラックの事故の危険性がピーク 喘息発作がピークに達する 歯の痛みが始まる 異型狭心症の頻度が最も多い	夢を見る頻度が多くなる 血中アルドステロンが最も高くなる 血中レニンが最も高い 血中 hANP が最も高い 血中ナトリウムが最も高い 血中カルシウムが最も高い 血中ヒスタミンが最も高くなる
6〜7 時	心臓性急死の頻度が最高 狭心症が頻発する 心室期外収縮が最も多い 無症候性心筋虚血発作が最も多い 不安定狭心症が最も多い 偏頭痛が起こる リウマチなどの関節炎が悪化する アレルギー性鼻炎が起こる 術後の痛みは午前中に高まる	月経が始まる頻度が高い コーチゾルの分泌が最も多い インスリンの分泌が最も多い 身長が一番高い 原因を問わず、死亡の頻度が最大 尿排泄量が最も多い
7〜8 時	花粉症の症状が最悪 鼻づまり、くしゃみなどのアレルギー症状が悪化する 風邪やインフルエンザの症状が最悪になる 脳出血が多い 心房細動をともなう脳梗塞が多い	血圧が一番高くなる 脈拍も一番高くなる 左室収縮力が最も高い 男性ホルモン（テストステロン）が一番多い 血中エストロゲンが最も高くなる コーチゾルの分泌が最も多い 尿中ナトリウムの排泄が最も多い 尿中マグネシウムの排泄が最も多い 血液粘度が最も高い pO_2 が最も高い ACTH の分泌が最も多い 血中セロトニンが最も高くなる
8〜9 時	関節リウマチの痛みがピークに達する 鼻血が最多 うつ病が最悪 急性心筋梗塞が最も多い 労作狭心症が最も多い 無症候性心筋虚血発作が 2 番目に多い 虚血性脳梗塞が最も多い 脳梗塞が最も多い	メラトニンの分泌が停止する 腸の動きが最も活発になる 甲状腺ホルモンサイキロシンが最も多い 早朝の血糖上昇 dawn phenomenon

日の出前の夜明け

まず、日の出前の夜明けに注目しましょう。次の3つの特徴があります。①覚醒前の最も遅い夜間休息の時間帯であること、②レム睡眠を中心とする睡眠時間帯であること、③やがて太陽光を浴びることを想定して、活動開始の準備に取り掛かっている時間帯であることの3つの特徴です。

最も遅い夜間休息の時間帯であることから、体温が最も低い、副交感神経活動が最も高い、血中メラトニン濃度が最も高い、身長が最も高い、尿排泄量が最も多い、血液粘度が最も高いなどの特徴があります。レム睡眠を中心とする睡眠時間帯であることから、夢を見る頻度が多い、血中のレニン[注1]やアルドステロン[注2]濃度が高く、自律神経系の乱れが最も大きい（「自律神経の嵐」といわれます）という特徴があります。そして、やがて太陽光を浴びることを想定して、活動開始の準備に取り掛かっている時間帯であることから、副腎皮質ホルモン（コーチゾール）[注3]の分泌やインスリン[注4]の分泌が最も多く、

注1　レニン：腎臓の傍糸球体細胞という細胞から分泌される、血圧調節にかかわるホルモン。アンジオテンシンI（アンジオテンシンは、昇圧作用を持つ生理活性物質）を活性化することにより、血圧を調節します。

注2　アルドステロン：血液におけるナトリウムとカリウムのバランスを制御するため、副腎皮質の球状帯から分泌されるステロイドホルモン。アルドステロンが分泌されると、腎臓での Na^+ の再吸収が増加し、体液量が増えて血圧が上昇します。

注3　副腎皮質ホルモン（コーチゾール）：副腎皮質ホルモンとは、副腎皮質より産生されるホルモンの総称で、コーチゾールとアルドステロンが代表的な副腎皮質ホルモン。医学の分野では、副腎皮質ホルモンといえばコーチゾールのことを意味することが多い。炭水化物・脂肪・タンパク質代謝など、広範囲の生命機構の調節・制御に深くかかわっている。内外の環境の分泌に応じて分泌される量が異なり、血圧や血糖を適切なレベルに調節したり、病気にともない上昇した炎症反応を強力に抑制したりする、生体にとって必須のホルモン。

注4　インスリン：膵臓から分泌され、血糖値の恒常性維持を司る重要なホルモン。主として炭水化物の代謝を調整する。筋肉、脂肪組織で、細胞内へのブドウ糖の取り込みを促進し、筋細胞にはグリコーゲンとして、脂肪細胞には中性脂肪として貯蔵する。

甲状腺ホルモン[注5]の濃度が最も高い時間帯でもあります。

このような生体現象を反映してこの時間帯は、偏頭痛や気管支喘息発作が多く、自律神経系の変動が原因で生じる冠動脈[注6]の攣縮（スパズム）[注7]や、異型狭心症が最も多く発症します。アレルギー性鼻炎や歯の痛み、あるいはリウマチの痛みや手指のこわばりなどが強いことも特徴です。男性ホルモンや女性ホルモンが1日の中で最も多いため、性欲が亢進する時間帯でもあります。なぜかは明らかではありませんが、自然出産や自然死が最も多い時間帯でもあります。

●起床直後の早朝

次いで、起床直後という早朝の時間帯に視点を移しましょう。血圧が最も高くなり、脈拍数が最も速くなる時間帯です。心臓の収縮力が最も強くなり、血液は最も粘っこくなる時間帯です。そのため、心臓病や脳卒中の発症が最も多いことが特徴です。急性心筋梗塞の発症に日内リズムがあることが最初に報告されたのは、1960年でした。1963年、朝方にその発症頻度のピークがあることが初めて確認され、世界各国からの多くの報告は、いずれも、午前8時から午前10時に最大値を示すサーカディアンリズムを示すという内容で

注5 甲状腺ホルモン：甲状腺から分泌され、全身の細胞に作用し、細胞の代謝を上昇させるホルモン。

注6 冠動脈：心臓の筋肉に酸素を供給するために、大動脈の起始部から枝わかれして、心臓を取り囲むように冠状に走っている動脈のこと。冠状であることからこの名がある。冠状動脈ともいう。

注7 攣縮（スパズム）：攣縮（スパズム）とは、血管が痙攣（けいれん）して、糸のように細くなること。一過性の冠動脈の収縮により、内腔が急に狭くなり、その結果心臓への酸素の供給が途絶え、重症の不整脈や心臓収縮の異常が引き起こされる。攣縮が起きやすいのは、夜半から明け方。カルシウム拮抗薬という薬剤が特効薬。

した。WHOはこれらの報告を無視することもできず、1976年、最初の大規模な臨床調査を実施しました。8900名ものデータからなるものでしたが、その結果はこれまでの報告と同様でした。心筋梗塞は午前8時から午前11時の間に最も多く発症していたのです。急性心筋梗塞などの心臓病の発現頻度の日内変動に、サーカディアンリズムという言葉が初めて用いられたのは1985年のことです。

東京医科大学第二内科の山科章教授は、聖路加国際病院に勤務していたころ、東京都CCUネットワークの6787例の集計で同様の調査を行いました。そして、わが国でも急性心筋梗塞の発症にサーカディアンリズムがみられること、心筋梗塞の発症が午前8時から午前10時に最も多いことを確認しています。心臓病と同様に、脳血管の事故（脳梗塞、くも膜下出血や脳出血）あるいはエコノミー症候群の発症にもサーカディアンリズムがあり、午前6時から正午までに多いことが知られています。

ミューラーらの大規模臨床試験（MILIS研究）の報告以来、医学の分野でも時間医学の考え方はごく当たり前のことになってきました。ハルバーグが1959年にこの概念を提唱して以来、実に26年の歳月を要したことになります。

それでは、なぜ、心臓病をはじめとする多くの病気が朝～午前中に多いのでしょう？　いくつかの要因が推察されていますが、以下の要因が多重に関連していると考えられています。

（1）起床とともに身体活動量が急激に増大する

（2）精神的負荷も急激に増える

（3）交感神経機能が亢進し、副交感神経機能が減弱する

（4）その結果、血圧と心拍数が上昇し、心筋をはじめとする各臓器の酸素消費量が急激に増大する

（5）交感神経機能の亢進は、冠動脈の**トーヌス**[注1]の亢進をもたらし、冠血流量を低下させる

（6）血圧の急激な上昇（モーニングサージ）は、冠動脈トーヌスの亢進とあいまって、**プラーク**[注2]の破綻を引き起こす

（7）交感神経の緊張亢進は、さらに血液粘度を増し血小板凝集能を亢進する

（8）一方、この時間帯は**線溶能**（いったん固まった血液のとけやすさ）が1日の中で最も低下している

（9）早朝の副腎皮質ホルモンの上昇は交感神経の冠動脈への作用の感受性を高める

（10）その結果、心筋酸素供給の減少を招き**心筋虚血**[注3]を生じやすくする

注1 **トーヌス**：血管の筋肉（平滑筋という）の緊張の程度のこと。

注2 **プラーク**：動脈硬化がある血管の内膜にみられる斑状の肥厚性病変のこと。冠動脈では内腔が狭窄し、やわらかいプラークが破れると、血管が閉塞してしまう場合があり、狭心症や心筋梗塞の原因になる。

注3 **心筋虚血**：心臓に十分な血液量が巡らず、心臓の筋肉（医学用語では、心筋）が酸素不足に陥っている状態のこと（詳しくは62ページ＊を参照）。

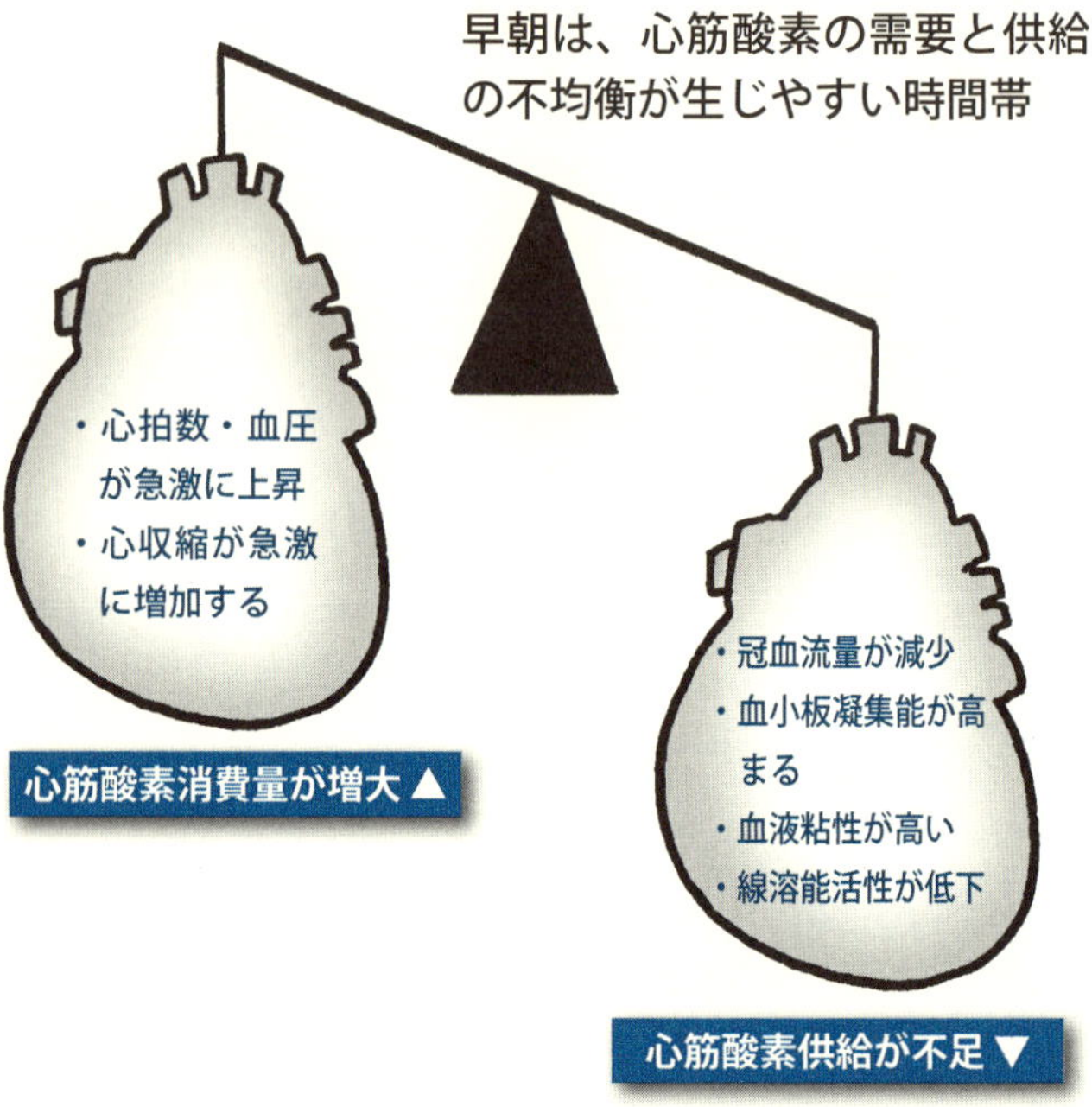
早朝は、心筋酸素の需要と供給の不均衡が生じやすい時間帯
・心拍数・血圧が急激に上昇
・心収縮が急激に増加する
心筋酸素消費量が増大▲
・冠血流量が減少
・血小板凝集能が高まる
・血液粘性が高い
・線溶能活性が低下
心筋酸素供給が不足▼

図 11

心筋梗塞や脳梗塞はなぜ早朝に多い？

心筋梗塞や死にいたるほどの重症の不整脈、あるいは脳梗塞などは、なぜ早朝に多いのでしょう？　それにはいくつかの原因があります。

朝は、休息と活動の切り替えの時間帯です。そのため身体の仕組みは、一気に休息モードから活動モードに切り替わります。血圧や脈拍が急に増えます。血圧を上げるために、血管が締まり、細くなります。その結果、血液は流れにくくなり、固まりやすくなってしまいます。

一方、心臓や脳を活動モードに切り替えるためには、心臓や脳は、一気に多くのエネルギーと酸素量を必要とする状況に陥ります。需要が増えるが、供給は不足する。このような事態になってしまうのです。このことが、いろいろな心血管事故が、早朝に多い最大の理由です。

さらに悪いことが重なります。私たち人類は、世代を超えて、活動モードに切り替わる早朝という時間帯に、切り傷などの外傷が多いことを経験してきました。そのため、出血しても血液がすぐに止まるよう、そのような仕組みを体内に育んできたのです。

その結果、早朝は、血液が固まりやすくとけにくい。そういう時間帯なのです。

血圧がボンと上がって、血管の中にできている軟らかい血液の塊を、押し流します。そして先の方につまる。このことが心臓で起こると不安定狭心症や心筋梗塞が発症します。脳の血管で起こると脳梗塞になります。朝は、まさに魔の時間帯です。

(11)心筋虚血を来した心筋は不整脈が生じやすくなるが、早朝にみられる急激な副交感神経機能の減弱(モーニングディップ)は、不整脈発生予防効果の低下を招く

これら数多くの要因が複雑にからみ合えば、早朝に、心事故や脳事故が起こりやすいことが容易に理解されることと思います(図11)。

脳事故が起床後の早朝に多いことには、なかでも**血圧のモーニングサージ**(早朝の急激な血圧上昇)が大きく関与していると推測されています。自治医大の島田和幸教授らは通常の生活を営む老年者の24時間血圧と脳MRI検査とを比較し、夜間血圧が十分低下しない夜型高血圧者患者群に、**無症候性脳梗塞**(自分は健康と思っていても、知らぬ間に症状のない小さな脳梗塞にかかっていることがある。これを、医学の言葉で無症候性脳梗塞と呼ぶ)の発生頻度が高いことを報告しています。そのため脳事故を予防するためには、血圧管理が極めて大切であり、特に早朝の急激な血圧上昇(モーニングサージ)をいかによくコントロールするかが大切です。

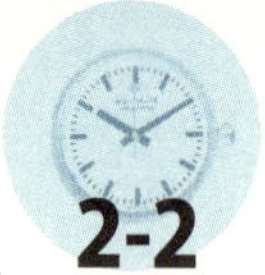

2-2 「朝（9時～12時）」に起こる病気の仕組みと対策

心筋梗塞に限らず、心臓性突然死の発生頻度にも同様のサーカディアンリズムが観察されます。生活様式と対応するため起床時刻で補正した場合、心筋梗塞も心臓性突然死も、起床後3時間までの時間帯に発症する頻度が最も多いこと、なかでも突然死は、午前10時から午前11時に最も高頻度であることが明らかにされました（表2）。

ホルター心電図と呼ばれる24時間連続の心電図記録を用いると、様々な不整脈の発現が落とすことなく記録されます。そこで死に直面するほどの重症不整脈に注目して、そのリズム性の有無が検討されました。その結果、心室頻拍や心室細動の発症についても、午前中にピークを示すサーカディアンリズムが認められています。最近では、**体内植え込み型除細動器**（ペースメーカーの一種で、生命にかかわる重篤な不整脈が起きるとそれを感知して、自動的に直流電流が心臓に流され不整脈を止めるという機器）の植え込み手術を受けた患者さんの記録から、心室頻拍や心室細動発生のサーカディアンリズムが再度、確認され、重症不整脈が最も頻発する時間帯は午前10時から午前11時でした。自律神経機能の異常が何らかの形で関与していることが推測されています。

心臓病発症の日内変動については、数多くの調査結果が報告されています。それをまとめると次のようになります。その多くは起床後からの数時間（早朝）に起こりやすいことを示しています。

（1）**心室期外収縮**：心筋梗塞などの冠動脈疾患例では、午前6～午後0時（正午）に多い。ついで午後4～6時に多い。報告者間で多少の差はあるものの、いずれも覚醒時活動時に多い

（2）**心室頻拍（心筋梗塞亜急性期）**：午後4～5時に多い

（3）**心室頻拍（心筋梗塞慢性期）**：午前11～午後1時に多い

（4）**持続性心室頻拍**：午前10～午後6時に多い

（5）**植え込み型除細動器で確認した心室頻拍**：覚

表2

午前9時から正午に高頻度にみられる病気と生命活動のリズム

時刻	病気のリズム	生命活動のリズム
9～10時	心臓発作がピークになる 心臓性突然死が最も多い 植込み型除細動器で確認した心室頻拍が最も多い 心筋梗塞がピークになる 持続性心室頻拍が多い 脳卒中がピークになる	体重が最も少ない コーチゾルの分泌が最も多い 血小板凝集能が最も高くなる
10～12時	狭心症、心臓病による突然死がピークになる 心室頻拍が多い（心筋梗塞の慢性期） 発作性上室頻拍が多い 災害発生頻度がピークになる	知力の敏捷性と覚醒度が高まる 血小板粘稠度が最も高くなる アルドステロンが最も多くなる 脳波の活動が盛んになる 気分が最もよい時間になる 尿中 pH が最も高い 好中球が最も多い

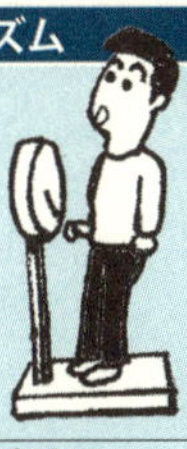

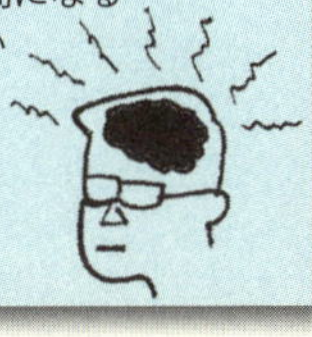

醒活動時、なかでも午前9〜10時に多い

（6）**発作性上室頻拍**：午前10〜午後6時に多い

（7）**持続性上室頻拍**：午前と午後にピーク

（8）**発作性心房細動**：午前0〜3時に多い（夜型と呼ばれる）。起床活動時に多い昼型、あるいは一定の日内変動を示さない不定型もある

（9）**心臓性突然死**：午前8〜11時に多い。この時間帯には無症候性**心筋虚血***発作が起こりやすく、突然死の主因と考えられている。心筋梗塞後の無症候性心筋虚血発作は、午前6〜10時ついで午後8時に多い

（10）**労作狭心症**：午前8〜10時に多い

（11）**異型狭心症**：午前5〜7時に多い

（12）**不安定狭心症**：午前6〜午後0時（正午）に多い

（13）**急性心筋梗塞**：午前6〜10時ついで午後8〜10時に多い

（14）**Non-Q-wave 心筋梗塞**：一定の日内変動はみられない

（15）**虚血性脳梗塞**：午前8〜10時に多い

＊ **心筋虚血**：心臓に十分な血液量が巡らず、心臓の筋肉（医学用語では、心筋）が酸素不足に陥っている状態のこと。心臓には3本の大きな血管が巡っており、それぞれが枝わかれし、それぞれの担当領域に血液を送ります。枝わかれした血管に動脈硬化があると、午前8〜11時には、その部分を中心に血管のトーヌスが緊張し、いっそう血管径が細くなります。その結果、血液流量がさらに減り、担当領域の心筋は酸素不足に陥ります。これが心筋虚血です。胸の痛みなどの症状をともなわない場合が多く、それを無症候性の心筋虚血と呼びます。心筋虚血は生命を脅かすほどの不整脈を誘発し、突然死をもたらすことがあります。症状が何もないため、死を予測することができません。心臓が原因の突然死ですので、心臓性突然死（あるいは、心臓性急死）と呼ばれています。

それでは、なぜ、心臓病をはじめとする多くの病気が朝9時～12時に多いのでしょうか？

いくつかの原因があることがわかっています。起床とともに突然に、身体活動量は増大し、精神的負荷も増えます。その結果、交感神経機能が急激に亢進し、副交感神経機能が減弱します。交感神経機能の亢進は、冠動脈や脳血管を緊張させ、血管の径を細くし、動脈内を流れる血流量を低下させます。早朝には、副腎皮質ホルモンが急激に上昇し、この上昇は冠動脈に作用する交感神経系の感受性を高め、一層、動脈の径を細くし、心筋の酸素供給を減少させることになってしまいます。

一方、血圧と心拍数は上昇し、心筋や脳の酸素消費量が急激に増大します。また、心筋虚血を来した心筋は不整脈が生じやすくなり、早朝の副交感神経活動の低下は、不整脈発生予防効果の低下を招きます。

交感神経の緊張亢進は血液の粘度を増し、**血小板凝集能**（血液の固まりやすさ）を亢進します。加えて、早朝は、**線溶能**（いったん固まった血液のとけやすさ）が著しく低下している時間帯です。人は固まった血液を、溶かす物質t-PAというものを持っており、血液が固まるや否や、それを溶かすことができます。この血液のとけやすさに関与する生体内の物質t-PA活性が、午前中低く、午後高いこと、t-PAに相反的に働く物質PAI-1活性は逆に、午前に高く、午後低いのです。

長崎大学の前村浩二教授は、ボストン留学中に、新たな時計遺伝子クリフ（*CLIF*）を発見しました。血管平滑筋に存在する時計遺伝子クリフが、早朝にPAI-1を著しく増加させることを発見したのです。PAI-1は、t-PAを分解する作用をもった物質なのです。

時計遺伝子クリフにより、早朝にPAI-1が著しく増加すると、t-PAが分解され、動脈内で血液が固まると、その先まで血液が送られなくなり、心筋梗塞や脳梗塞がもたらされるのです。朝に心筋梗塞や脳梗塞が多い原因に、時計遺伝子が関与していたのです。

さらに発汗量には明瞭なリズムがあり、夜、就寝中に多いのです。そのため、早朝は血液が粘っこくなり、心臓や脳を栄養する血管内の血液も、固まりやすくなります。このような要因が、複雑に絡み合って、早朝に、心事故や脳事故が起こりやすいと、理解されています。

このような、いくつかの要因をまとめると次のようになります。これらの要因が多重に複雑に絡み合って関連し、心臓病や脳卒中などの病気を誘発していると考えられています。

(1) 起床や活動量増大にともない交感神経活動が急激に増大する
(2) 起床や活動量増大にともない副交感神経活動が急激に低下する
(3) 心拍変動が急激に減少する
(4) 心拍数の増加は不応期を短縮させ、遅延後脱分極を誘発する
(5) 心拍数の増加は伝導抑制に働く
(6) 心筋酸素の需要と供給の不均衡が生ずる結果、心筋虚血が発現する
(7) 起床や活動量増大にともない交感神経活動が急激に増大する
(8) 起床や活動量増大にともない副交感神経活動が急激に低下する
(9) 心拍変動が急激に減少する
(10) 心拍数の増加は心筋不応期を短縮させ、遅延後脱分極を誘発する
(11) 心拍数の増加は心室内伝導抑制に働く
(12) 心筋酸素の需要と供給の不均衡が生ずる結果、心筋虚血が発現する
(13) 細胞内のカリウムが早朝(夜間睡眠から起床・活動開始とともに)低下している

2-3 「昼（12時〜17時）」に起こる病気の仕組み

昼（12時〜17時）の時間帯は、表3に示すとおり、血液中の内容も栄養にあふれ、気力もみなぎり仕事に精を出す時間帯です。精神活動も敏捷・活発で、気分も快適、体力も1日の中で最も優れている時間帯といえます。そのため、病気の発症は1日のうちで最も少ない時間帯でもあるのですが、積極的な精神的身体的活動の高まりにより、災害発生頻度が高い時間帯にも相当してしまいます。

過剰の労働や精神負担、あるいは愛煙家の喫煙が悪さをして、血圧が異常に高くなることがあります。このとき、医師の前では、正常ですよといわれたはずの血圧が、仕事中高血圧になっている場合が多く、これを仮面高血圧といいます。

昼間の時間帯も夕刻に近づいてくると、15時〜17時には、活動の疲れから緊張性頭痛が多くみられます。また、心室不整脈が朝に次いで多くなる時間帯でもあります。昼間の過剰な労働がその原因でもありますが、夕時計として働く時計遺伝子*Per1*の関与が推測されています。ちなみに、朝時計として働いている時計遺伝子は*Per2*です。この12時〜17時の時間帯は、骨がとける時間帯に相当しています。

表 3

昼（12 時～ 17 時）の時間帯に起こりやすい病気と生命活動のリズム

時刻	病気のリズム	生命活動のリズム
12～13 時	胃潰瘍の出血が最多	赤血球が最も多くなる ヘモグロビン・ヘマトクリットが最も高くなる 尿中カリウム排泄が最も多い 血中タンパク質が最も高い 精神活動量が最も多くなる 記憶が最もよくなる
13～15 時	災害発生頻度の第 2 のピークがくる	目と腕の協調が最高になる 精神活動が最大になる 心拍数が最も多くなる 肺の機能が最もよくなる 身体活動量が最も多くなる カテコールアミンが最も多くなる 体温が最も高い 体力が最高 体重が最も重い 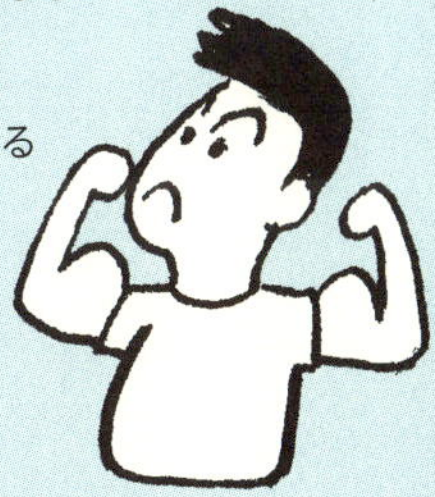 昼食後の眠気で覚醒度が低下 昼寝に最高のとき アドレナリンが最も多くなる 収縮期血圧が高くなる 拡張期血圧が高くなる ノルアドレナリンが最も多くなる 活性型レニンが最も多くなる アンジオテンシンⅡが最も多くなる 呼吸数が最も多い 気分が最もよい 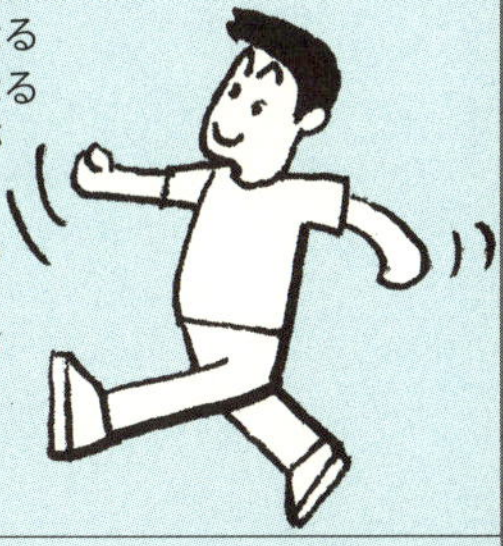
15～17 時	緊張性頭痛がピークになる 心室期外収縮が 2 番目に多い 心室頻拍が多い （心筋梗塞の亜急性期）	心拍数が最も多くなる 血圧が最も高くなる 尿量が最も多い 交感神経緊張が最も高くなる 交感神経活動量が最も高い 瞬発時間が最短になる 体力が最もすぐれる インスリンが最も多くなる 計算が最も早くできる 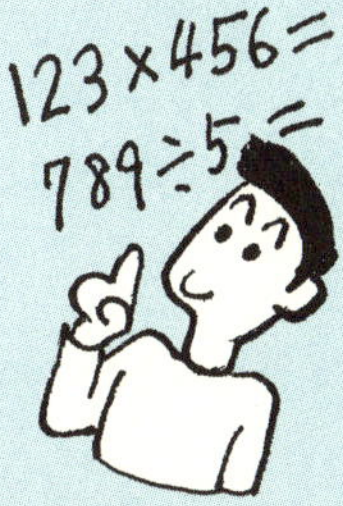

2-4 「夕（17時〜24時）」に起こる病気の仕組み

この時間帯の前半（すなわち、夕刻）にあたる、夕方5時から6時の時間帯は、呼吸が一番しやすくなり、肺と心臓の効率が最もよくなり、筋肉の強さと柔軟性が最高潮になる時間帯で、様々なスポーツを効率よく行うにはベストの時間帯です。しかし、脈拍や血圧も増える時間帯でもあり、体温も最も高い時ですので、もともと動脈硬化が進んでいるような人にとっては、脳卒中や心筋梗塞の発症が朝に次いで多い時間帯でもあります。関節の変形がある人は、その痛みを最も敏感に感じるときです。歯や筋肉、腹部、腰などの痛みを、強く感じる時でもあります（表4）。

味覚が最も敏感になるのが午後6時ごろで、アルコールを飲んでも酔いにくくなるのが午後8時ごろ、皮膚のかゆみに最も敏感になるのが午後10時ごろです。

脳卒中や心筋梗塞などの発症は、午前中に次いで、なぜ夕刻にも多いのでしょう？心筋梗塞の発症は朝に多く、次いで夕刻に多いことを説明できる時計機構に、時計遺伝子 *Per1* と *Per2* の機能分化があります。

Per2 をノックアウトしたマウスではリズムが消失します。一方、*Per1* をノックア

表 4

夕刻から深夜（17 時から 24 時）の時間帯に多い病気と生命活動のリズム

時刻	病気のリズム	生命活動のリズム
17～18 時	変形性関節症の痛みが最悪 腸潰瘍からの出血が頻繁になる 喘息が一番楽になる 心筋梗塞が多い 胃潰瘍の穿孔が最も多い 脳出血が多い	呼吸がしやすくなる 肺と心臓の効率が最高となる 体温が最も高くなる インスリン分泌が最高になる 筋肉の強さと柔軟性が最高潮になる ほとんどのスポーツでベストの訓練時間 握力が最大になる
18～19 時	多発性硬化症の痛みが増悪する 結合織炎の痛みが増悪	血圧が高くなる ナトリウム値が最高になる GOT が最高になる コレステロールのレベルが最も高くなる 中性脂肪のレベルが最も高くなる 味覚が最も敏感になる
19～20 時	疝痛が頻繁になる 自殺未遂が多くなる 歯の痛みは夕方に強い	体重が最も重くなる 尿酸値が高くなる 線溶能（血栓を溶かす能力）が高くなる 好中球が最も多い 単球が最多になる 血小板数が最多になる グルカゴンの分泌が最高になる
20～21 時	腰痛がひどくなる	陸上や水泳の成績が一番よくなる 胃酸分泌量が最高になる アルコールに対する抵抗力が最も高くなる
21～22 時	子どもの成長痛がピークに達する 急性心筋梗塞の第 2 のピークがくる	メラトニンの分泌が始まる
22～23 時	脳出血が多い	ヒスタミン感受性が高くなる 皮膚過敏になる 閉経期のほてりが頻繁になる 白血球が最も多くなる
23～24 時	レストレスレッグ症候群が増悪 過敏肌、かゆみがピークに達する 手術後死亡が多い 発作性心房細動が多い	喘息を引き起こす物質への感受性がピークに達する 間食による体重増加が最大 性生活の頻度が最も高くなる 血中好酸球が最も高くなる リンパ球が最も高くなる

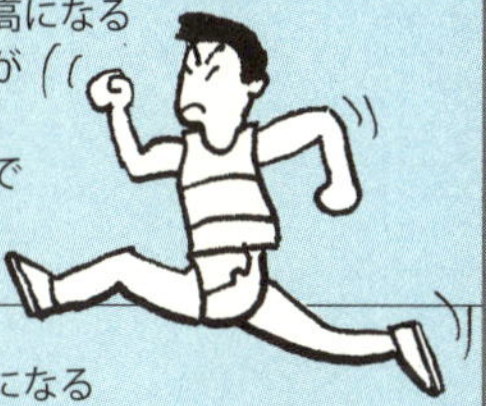

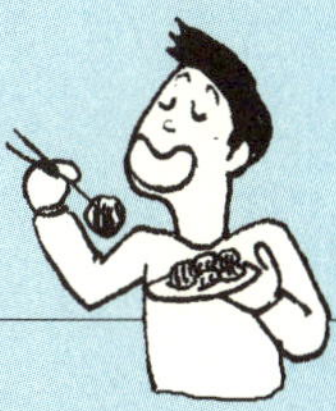

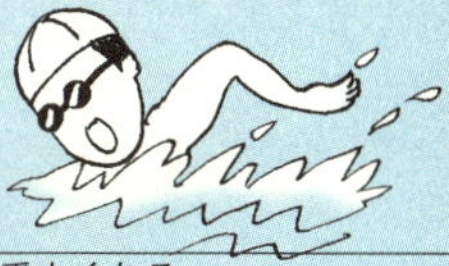

ウトしたマウスではリズムはなくなりません。このことから*Per2*が主時計で、*Per1*は光反応性にかかわる位相調節の役割をになう副時計と考えられてきました。ところが、2001年オランダのダーン博士は、*Per2*は行動リズムの開始を支配する時計遺伝子であり、*Per1*は行動リズムの終了を支配する時計遺伝子であると主張し、「E（evening）、M（morning）振動体モデル」という概念を提唱しました。

不整脈や心筋梗塞などの心事故発生が、午前中に次いで夕刻にも多い理由は、労働後の疲労、家族の一員として活動を再開すること、夕食にともなうストレスなどが推測されています。特に夕食は、十分過ぎる量の食事となりがちであることが、不整脈などの大きな要因であると推測されています。

夕刻に多い理由の一つとして、最近、サーカディアンリズムとは別に、約12時間のリズム性と約8時間のリズム性が注目されています。約12時間のリズムは circatidal rhythm（サーカタイダルリズム）と呼ばれ、潮汐リズムとして知られています。約8時間のリズムは circaoctohoran rhythm（サーカオクトホーランリズム）と呼ばれ、人の睡眠時間が約7・5時間であることに由来していると考えられています。

人をある一定の時間間隔ごと（たとえば6時間ごと）に、一定のカロリー食（食事内容の軽重をつけない）を与えて生活させることにより、約24時間の生活リズムを撹乱した生活環境をつくることができます。その環境で、健常若年者9名のホルモンのリズムを調査した研究があります。血中コーチゾールと、エンドセリン-1＊の日内変動が調べられました。その結果、コーチゾールには約24時間のリズムとともに約12時間のリズムが抽出されましたが、エンドセリン-1には約8時間のリズムだけが観察されました。この約12時間リズムと約8時間リズムは、いずれも早朝と夕刻にピークがみられるため、不整脈や心筋梗塞などの心事故発生が夕刻にも多いことの、もう一つの理由と推測することができます。しかし、まだ完全には明らかにされていません。

この時間帯の後半（すなわち、深夜）は、身体が休息モードになり、身体を休める副交感神経活動が盛んになる時間帯です。このとき体温が最も低くなります。さらに、メラトニンの分泌量が最も多くなり、白血球やリンパ球が増え、免疫機能も高まり、翌日の活動のための休息とエネルギーを蓄える時期です。

一方、発作性心房細動という重篤な不整脈が現れるのもこの時間帯です。身体を休める副交感神経活動が高まることが引き金になるためです。また、23時過ぎの間食は、体重増加の効果が最大です。時計遺伝子 *B-mal 1* が摂取したエネルギーを脂肪として蓄積してしまうからです。

＊ エンドセリン-1：強力な血管収縮作用がある、血管内皮細胞由来のペプチド。ペプチドとは、2個以上のアミノ酸が結合したもの。

2-5

「夜（0時〜4時）」に起こる病気の仕組みと対策

この時間帯は最も深く眠っている時ですが、白血球（リンパ球・T細胞・好酸球など）や**網状赤血球**[注1]が増え、**甲状腺刺激ホルモン**[注2]（TSH）、**プロラクチン**[注3]、成長ホルモンなどの内分泌活動も盛んになり、副交感神経活動が高まる時間帯です。細胞分裂の頻度が最も高いときでもあり、昼間に融けた骨がこの時間帯につくられ、皮膚の修復が最高潮になる時期です。

一方、亢進した副交感神経活動は、胆石発作や胸焼けや胃潰瘍の痛みを誘発します。痛風発作や心不全の増悪、そして新生児急死が起こる時間帯でもあります（表5）。

●地震と疾病

心臓病の調査から、心臓病と地震の関係がわかってきました（コラム8参照）。地震の発生にもリズム性がみられます。日本や欧米の研究から、地震は太陽活動と月の影響を受けて発生すると考えられています。太陽黒点数にはシュワーベの周期という約10・5年の周期があります。その黒点が最小になる時期に地震の発生が

注1 **網状赤血球**：細胞核が抜け落ちたばかりで、まだ未熟な若い赤血球のこと。

注2 **甲状腺刺激ホルモン**：血液中の甲状腺ホルモンの量が適切に保たれるよう、甲状腺に働きかけ、甲状腺ホルモンの分泌を促すホルモン。脳の下垂体前葉から分泌される。

注3 **プロラクチン**：乳腺に働きかけ、乳腺が成長するように働く。あるいは、乳汁の合成や分泌を促進する。妊娠の維持にも関与し、女性としての様々な働きを調節するホルモン。

表5

午前0時から4時に多い病気と生命活動のリズム

時刻	病気のリズム	生命活動のリズム
0～1時	痛風発作が最悪	白血球数が最多になる
1～2時	胆石発作が多発する 周期性四肢運動障害が頻発する 胸やけ、消化性潰瘍の痛みが多発	網状赤血球が最も多い T細胞が最も多くなる TSHが最も高くなる プロラクチンが最も高くなる ドーパミンが最も高くなる 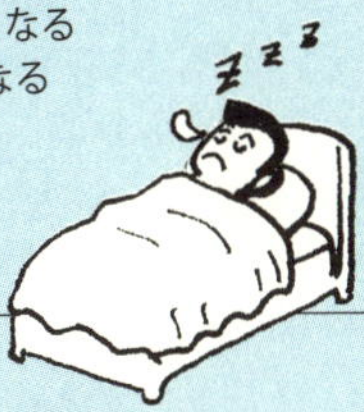
2～3時	うっ血性心不全の症状が増悪 胃潰瘍の発症が多い	最も深く眠る 気管支収縮 血中成長ホルモンが最も高くなる 細胞分裂の頻度が最も多くなる コレステロールが最も高くなる リンパ球が最も多くなる 好中球が最も多くなる 成長ホルモンが最も高くなる
3～4時	新生児急死症候群による死亡が最大になる 異型狭心症が多い 脳梗塞が多い	プロラクチンが最も高くなる 皮膚の修復が最高潮になる

コラム７

薄明と薄暮

日の出、日の入りの前後は、薄明と薄暮と呼ばれます。日の明るさが急速に変わる時間帯ですが、生体リズムの研究には、この時間帯は大変貴重です。人は洞窟の奥深い中で、明るさや温度に夜昼の変化がない状態で生活しても、あたかも夜昼があるかのように、約１日の周期で寝起きを繰り返します。これは地球と同じように、身体の中も「自転」しているからです。私たちは、この身体の中の夜と昼を、環境の夜昼に同調して生活しているのですが、この同調をつつがなく実行するには、太陽光の助けが必要です。明るい陽差しをたっぷり浴びることによってはじめて、身体の中の「自転」のリズムは、地球の「自転」のリズムに引き込まれていくのです。

日の出、日の入りの明るさの変化も、この同調に大きな役割を持っています。ショウジョウバエを使ったピッテンドリクの実験が有名です。ショウジョウバエは早朝に羽化します。実験室が明るくなった１～２時間後です。ピッテンドリクは昼と夜の明暗周期の代わりに、12 時間間隔で１日２回光パルスを与えてみました。その結果、ショウジョウバエは２回の光パルスのうちどちらか一つを、日の出と感じとり羽化したのです。日の出、日の入りの時間帯の重要性がうかがわれますね。

もう一例をあげてみましょう。日本時間生物学会の初代理事長であった千葉喜彦名誉教授は、蚊の生態系研究に優れた業績を残しました。夏になると薄暮と薄明に、軒先などに蚊がたくさん集まって飛んでいるのをみかけます。蚊柱です。薄暮が近づきますと少しずつ動き始め、昼間の休息場所である屋根裏などから出てきて、日の光の強さを見計らいます。差し込んでくる光で外がまだ明るいことを知ると引き返します。この往復行動を繰り返しながら、ある一瞬、いっせいに外に向かって飛び出し、大きな蚊柱をつくります。蚊柱をつくるのはオスだけで、蚊柱に一まわり大きなメスがゆっくり入って行きます。10 匹近いオスがメスをめがけてかかっていき、首尾よく選ばれた１匹のオスと交尾を終えます。蚊柱はやがて１～２時間で解散し、次の日の朝、日の出前後に再びつくられます。

すでに述べてきましたが、心臓病の発症にもサーカディアンリズム（約24時間周期のリズム）がみられます。1972年に、心臓死が午前10時に最も多いことがテキサス大学のスモレンスキー教授により報告され、1985年には、ボストンのミューラー博士により、狭心症や心筋梗塞の発症も早朝に多いことが報告されました。命にかかわる重症の不整脈も午前10～11時に最も頻度が高いことが明らかにされました。たいへん興味深いことは、心臓病発症のリズムに、午前中の大きなピークとともに、夕刻にも小さなピークが観察されることです。

朝に心臓病が多い理由としていろいろの事実が明らかにされています。起床とともに活動量が急激に増大し、精神的ストレスが増えます。その結果、交感神経活動が亢進し、血圧と心拍数が上昇し、心臓が必要とする酸素の量が増えます。しかしながら、心臓に酸素を送る血管である冠動脈は緊張し内腔が狭くなり、そこを流れる血流量が減少します。その結果、心筋は酸素不足（虚血）に陥りやすくなるのです。

それでは、心臓病が早朝とともに、なぜ夕刻にも多いか、その理由は現在も解明中ですが、何か薄明と薄暮に関連した、体内の機構が存在するのかもしれません。

多いことが、米国の地質調査研究所の調査で明らかにされています。東日本大震災が発生した2011年3月11日は、太陽黒点数が最小になる時期に一致していました。

米国の地質調査研究所は1700年から2006年までの間の、米国、カナダ、メキシコ、チリ、ペルー、アルゼンチン、中国、インド、イラン、フィリピン、オーストラリア、ニュージーランド、ギリシア、フランス、イタリア、アイスランド、地中海、南アフリカ、そして日本など、全世界の大地震の発生頻度を調査しました。その結果、地震の発生に、「9年と56年の周期」があることを発見しました。地震発生のリズムには、その2倍にあたる112年周期もある、と唱える学者もいます。

米国地質調査所は、そのリズムは、太陽活動と月の運行が、地球に何らかの影響を及ぼしているからであると考えています（太陽—月連関）。いつの日か、もっと正確な地震予知ができるようになることを心から願っています。時間医学の考えをもっと応用すれば、不可能ではないように思います。

コラム8

地震と急死

1981年のアテネ（ギリシャ）大地震のとき、心臓病が急増したことを受けて、地震と健康についての数多くの研究が蓄積されています。1994年1月17日のロサンジェルス近郊でおきたノースリッジ地震では突然死が5倍にも増加し（図12）、地震の恐怖が急死を引き起こしたと注目されました。1995年1月17日の阪神淡路大地震でも、地震発生後、心筋梗塞で亡くなる人が急増しました。

地震と疾病の間には、生体リズムも大きく関与しています。サンフランシスコのロマ・パリエタ地震（17:04に発生，1989年10月）と、ロサンジェルスのノースリッジ地震（04:31に発生，1994年1月）が比較され、早朝（04:31）に発生したノースリッジ地震でのみ、急性心筋梗塞の発症頻度が約2倍に増大していました。地震による驚愕と恐怖が、早朝（04:31）に加わったことが原因であるとされています。朝はまさに魔の時間帯です。

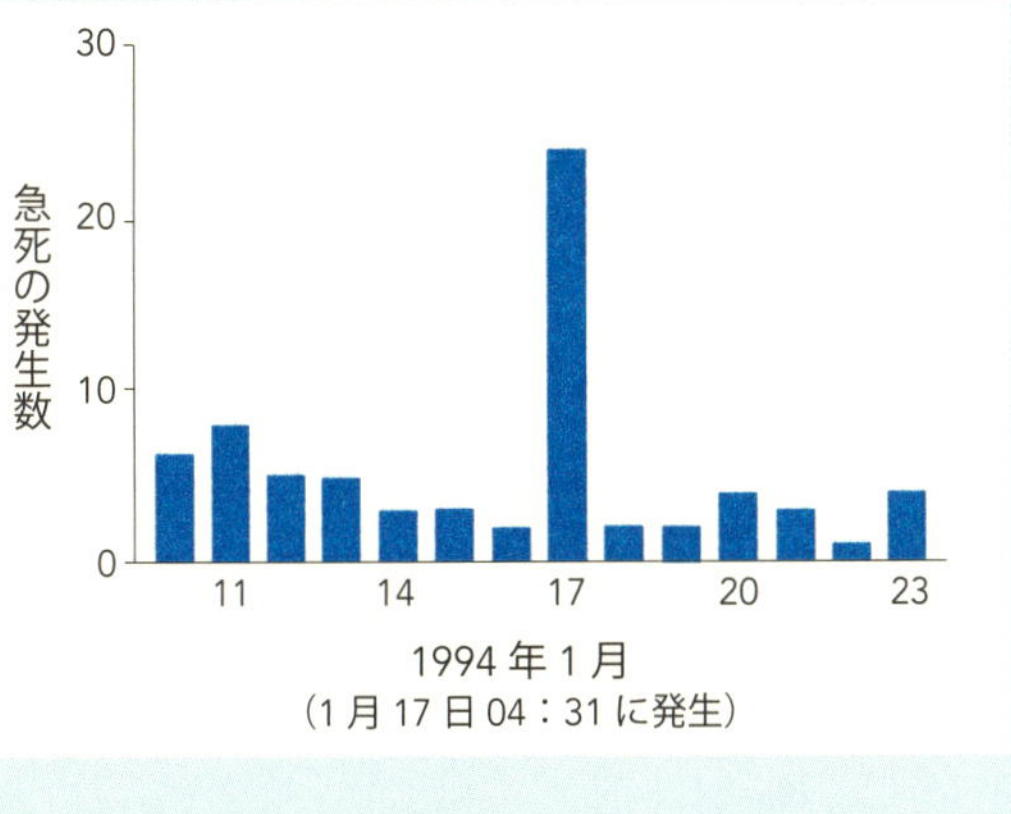

図12
ロサンジェルス地震のときに急増した急死

chapter

3

親時計と子時計とは？

3-1 親時計(脳)と子時計(末梢の細胞)をつなぐ自律神経とは?

　生体時計が発見されてから25年後、1997年に人の時計遺伝子が発見されました。1個1個の時計細胞には、6種類の時計遺伝子が含まれていました。それが、互いが綿密に連絡し作用し合うことによって時を刻み、約24時間というリズムを奏でていたのです。

　時計遺伝子が発見されると、時間生物学を志す研究者達は、それがどこにあるのか、脳の視床下部の視交叉上核のどこに時計遺伝子が分布しているのか、確認したい、見てみたいという欲望に駆られました。そうして、時計遺伝子のありかを探求するという研究がはじめられました。

　このとき使われたのが、ホタルの発光の仕組みでした。ホタルはルシフェラーゼという発光酵素の力を借りて、ルシフェリンという発光物質を分解して光っています。このルシフェリンを体の細胞に組み込み、その中にある体内時計が働きはじめると光る、という仕組みにしておくと、時計細胞がどこにあるのか、そしてその時計がどのような時刻に働きはじめる(光りはじめる)のかがわかります。このようにして、体中の細胞が調べられました。

その結果をみて、時間生物学者は驚きました。時計遺伝子のありかを示しているはずのホタルの発光が、体の至るところから観察されたのです。脳の体内時計はもちろんのこと。そこだけではなく、血管や心臓あるいは肝臓や腎臓など、ほとんどの末梢組織において、日周発現する遺伝子群の存在が確認されたからです。人の数十兆の大部分の細胞で、**分子時計（コアループ）***が回っていたのです。

今では、親時計（脳の視床下部視交叉上核）とともに日周発現する遺伝子群が、心臓・血管・肝臓・腎臓から皮膚・粘膜にいたるまで、ほとんどの末梢組織に存在することが明らかにされ、子時計と呼ばれています。つまり、体内時計には親時計（中枢時計）と子時計（末梢時計）があるのです。

この子時計（末梢時計）は、親時計（中枢時計）に連動しつつ、個々に時を刻んでいます。生体は多重の階層構造として、一体となってサーカディアンリズムを創出しているのです（図13）。

＊ **分子時計（コアループ）**：時計遺伝子によってつくり出される約24時間の時計。基本となる時計遺伝子は6個であり、その6個からつくられている時を刻む仕組みのことを、コアループと呼んでいる。

親時計からの合図は、主として交感神経を中心とする自律神経連絡網と、副腎皮質ホルモンを中心とするホルモン連絡網により、すべての末梢組織に伝達されます。睡眠・覚醒リズムや、寒暖などの環境因子もその一役をになっています。これらの指令伝達の力を借りて、親時計は末梢時計間の位相関係を統合し、個体としての調和を保つ役割をになっている

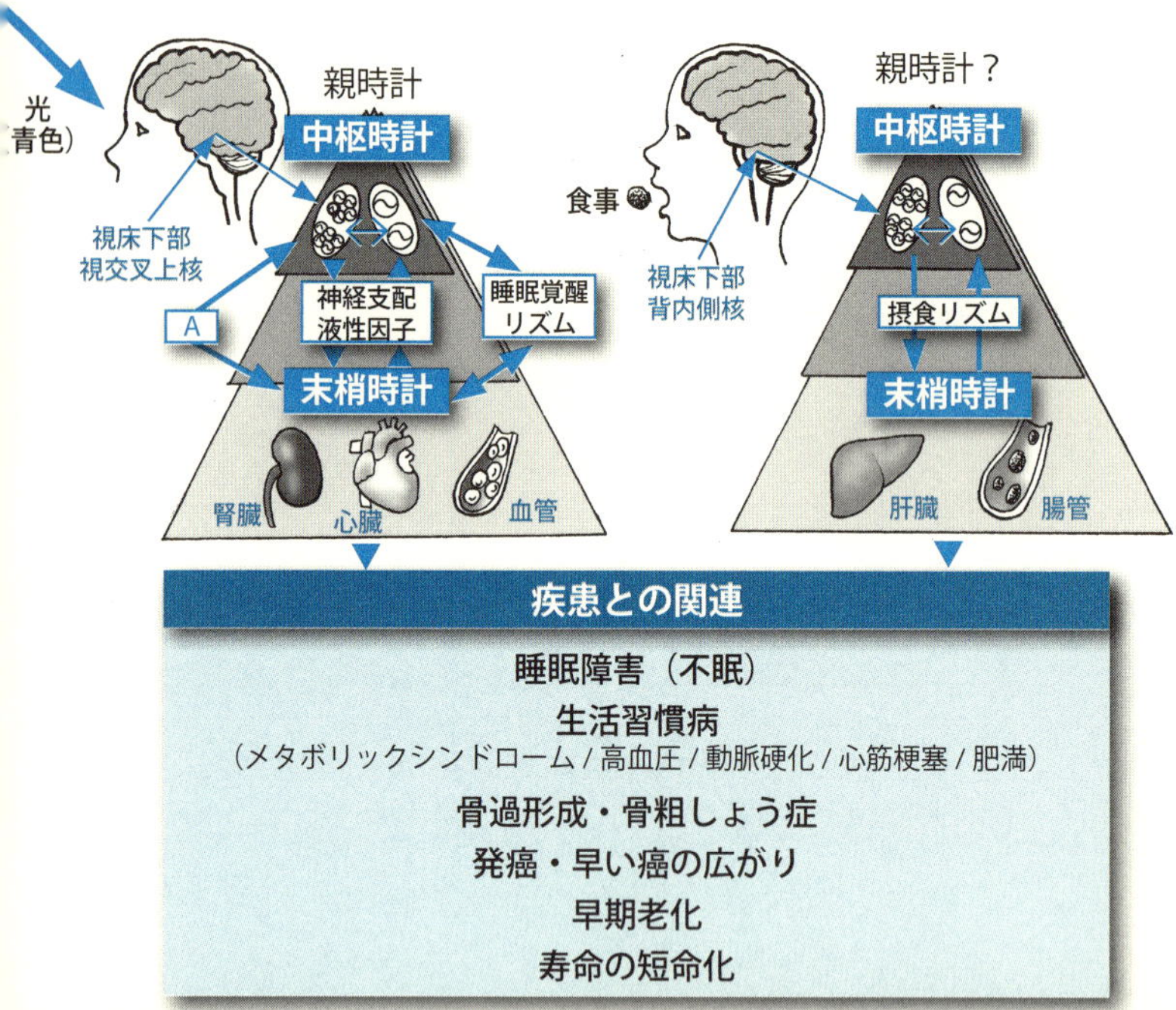

図中　A: 宗教、社会生活活動、貧困、寒暖、気圧、高所での生活、環境ほか

図 13

生体リズムを奏でる親時計（中枢時計）と子時計（末梢時計）からなる時計機構の階層構造

生体は多重の階層構造として、一体となってサーカディアンリズムを創出している。

（深田吉孝著、生物時計システムの分子アプローチ。実験医学第 24 巻第 4 号の図 1 を改変）

のです。

病気にならないために、そして快適な生活を送ることができるように、自分の意思とは無関係に、身体を調節しているのが自律神経です。そして、朝・昼・夜のリズムに沿って、身体能力の効率化のためにメリハリをつけて、自律神経活動の強度を適切に増幅・減弱しつつ、調整しているのが体内時計です。

サーカディアンリズムは、身体のほとんどすべての細胞に存在する時計遺伝子ファミリーの、ネットワークによってつくられています。その分子機構は、時計遺伝子の転写・翻訳と、その産物が核内に移行することにより、転写と翻訳を抑制するというネガティブ・フィードバック*（negative feedback）です（31ページ図4の説明を参照）。生体リズムの親時計は、大脳視床下部の視交叉上核という神経核にあります。その親時計が、身体のほとんどすべての細胞にある末梢時計を指揮し、シンフォニーのように同調したリズムとして奏でているのが、サーカディアンリズムです。

●体内時計のもう一つの役割

体内時計には、時を刻むこと以外に、自律神経の働きを調節するという、もう一つの大きな役割があります。これは、永井克也博士らの研究グループの研究成果で

＊ ネガティブ・フィードバック：フィードバックとは、ある系の出力（結果）を入力（原因）側に戻す操作のこと。出力の増加が入力や操作を阻害する場合に、これをネガティブ・フィードバックという。ネガティブ・フィードバックをかけることにより、ゲイン（利得）は犠牲となるが、安定を得ることができる。

す。主時計の指揮を末梢時計に伝える、コンサートマスターのような働きをしているのが自律神経です。

生体リズムをつくる体内時計の親時計は、脳の視床下部・視交叉上核という神経核（SCN）にありますが、その神経核は体内時計としての働き以外に、自律神経のすべてを統括し制御する、「自律神経中枢」としても働いています。花の香りやクラシック音楽から、精神的ストレスや疲労度に至るまで、人が感じるすべての体内外の環境情報は、まずSCN（視交叉上核：体内時計の親時計がある）に入力されます。SCNは、その情報を、体内時計の時刻に見合った情報量として処理し、同時に感知したその他の様々な情報と統合して、すべての体内の情報を調合します。そして、体内時計の時刻に見合った、適切な自律神経活動量に増幅・減衰して、身体の隅々に伝令することにより、健康な身体を維持しているのです。

SCNにこのような働きがあることは、SCNを直流通電して壊す実験から見いだされました。SCNを壊すと、生体リズムがみられなくなるだけではなく、匂いや音などへの自律神経活動や血圧の反応が、すべてなくなってしまいました。また、体内時計を壊すのと同じ効果を示す、時計遺伝子をノックアウトした動物を用いた実験でも、それらの効果がすべて消失してしまったことにより、体内時計の分子機構そのものが、「自律神経を統括する制御中枢」として働いていると考えられました。

現在では、体内時計は自律神経中枢としてだけではなく、病気を予防し健康を保つための3大調節系、すなわち、神経調節系、内分泌調節系、免疫調節系の、すべてを統括する働きをになっていると考えられています。

筆者らは、体内時計の時計機構とは、グローカルな仕組みであると提唱しています。グローカル(glocal)とは、global と local の合成語です(図14)。グローバル(global、地球規模)であり、かつローカル(local、地域に沿った)という意味合いです。生物時計は宇宙のリズムを生命(いのち)の中にコピーした小宇宙です。

生物時計は生命(いのち)の営みのすべてを統括しています。生物時計とは、時計細胞が1~2万個集合したもの(医学用語では、神経核といいます)であり、時計細胞の中には時計遺伝子があります。遺伝子レベルの働き(医学用語では、生理機能)が、生命(いのち)そのものの働きをつかさどっているという現象は、時計遺伝子以外には存在しません。

(1) グローカルな身体の構造

クォーク⇔原子⇔遺伝子・タンパク質⇔細胞⇔組織⇔器官⇔人⇔人の社会⇔生態系

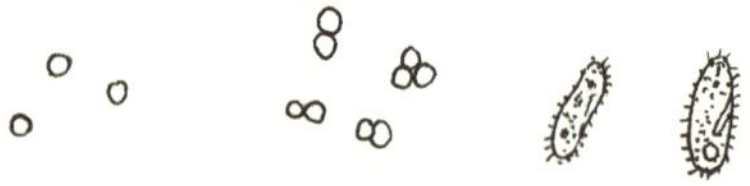

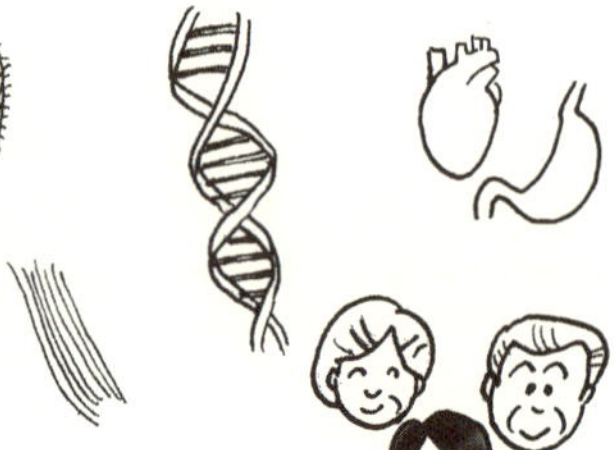

(2) グローカルな社会

家庭⇔市町村⇔都道府県⇔日本

世界（地球）⇔太陽系⇔銀河系

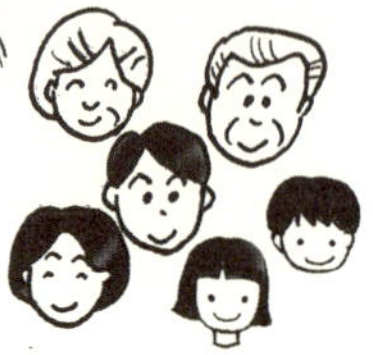

(3) グローカルな緯度

北極⇔亜北極圏⇔アジア⇔日本⇔赤道⇔南半球⇔南極

(4) グローカルな高度

深海⇔水面下⇔平地⇔高所⇔ヒマラヤ・アンデス・エチオピヤ

(5) グローカルな時間

秒⇔分⇔時間⇔日⇔月⇔年⇔

10.5 年、21 年⇔ 100 年⇔ 500 年

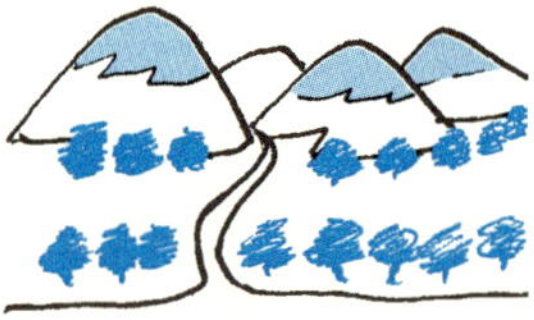

図 14

グローカル（"glocal"）とは

科学の発展には、グローカルな取り組みこそ重要です。現在、宇宙規模からミクロの世界まで、科学は幅広い分野で格段の進歩を重ねています。IT の急速な進歩により、global と local の合成は、ごく自然な成り行きともいえます。

ルネッサンスとは、科学の再現（revival of science）、すなわちギリシャ文明・ローマ文明の再現を意味する言葉ですが、今は、まさに第 2 のルネッサンスといえるのかもしれません。現在の科学革命は、かつてのルネッサンスの輝きをはるかに凌駕しているともいえるでしょう。そしてなお、急速に幅広く展開し続けています。14 ～ 16 世紀のルネッサンスの時代から、約 500 年を経て到来したこの第 2 のルネッサンスを、筆者は、"glocal（i.e., global & local）civilization" と称しています。

余談かもしれませんが、グローカルという考え方は、すでに寛永 20 年（1644 年）10 月 10 日寅、宮本武蔵が著したとされる五輪書第二巻水の巻、「兵法の眼付について」の著述の中に、すでに以下のように記述されています。「観見の二つあり。観の目つよく、見の目よわく、遠き所を近く見、近き所を遠く見ること兵法の専なり。.....　工夫あるべし、この眼付き小さき兵法にも大なる兵法にも同じことなり.....」、と。

まさに、科学の真髄にも通じる名言です。

土は人を映す鏡であり、人は土を写す鏡でもあるとの仏教の教え（身土不二）は、まさに科学や医療の現場にも当てはまります。健康のみつめ方、病気とその治療のあり方には、地域に見合った独自の方策が必要です。宮本武蔵の五輪書に述べられているとおり、グローカルな視点こそ重要です。グローバルな視点で観察し、ローカルに活躍する。そのためにはそれなりの工夫が必要になります。たとえば、筆者の属する医療の現場では、その工夫の一つがクロノミクス（多重にある時間構造を解析し評価する）であり、ナラティヴ（患者の語りを聞く）であると考えています。読者のみなさまも、自分の状況に見合ったグローカルな方策を思考し、試みてください。

コラム 9

生体時計と記憶

時計遺伝子は、記憶にも何らかのかかわりがあるようです。2004年、Sakai らは、ショウジョウバエを使ってある実験を行いました。嫌な匂いを嗅がせたとき、それをどれくらい覚えているかという実験です。通常、ハエに何かを記憶させるには、7時間以上の記憶訓練が必要です。Sakai らは、ハエに時計遺伝子 *Per* を過剰に発現させてみました。そして、時計遺伝子 *Per* が過剰に発現したハエを用いて、同じ記憶訓練を行いました。

時計遺伝子 *Per* の発現量が多いハエほど、その発現量に比例して、記憶訓練に必要な時間が短くなったのです。このことは、時計遺伝子 *Per* が、記憶の効率を上げるために必要な要素の一つであることを物語っています。

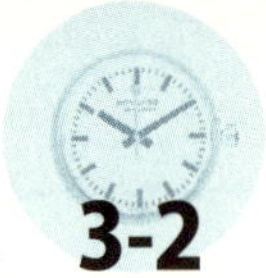

3-2 第3の時計：腹時計

日本人の1日平均エネルギー摂取量は、昭和50年の2256キロカロリーから平成21年は1861キロカロリーに減っています。それなのになぜ、肥満者が増え、メタボリック症候群が増えているのでしょう。平成21年の国民健康栄養調査では、男性の30%以上が肥満者でした。そのため厚生労働省は特定健診の制度を設け、その対策と治療に力を入れているという状況です。

時間医学の視点から、この理由を考えてみたいと思います。これまでの栄養学は、「何を食べるのがよいか?」という研究が主でした。しかし、時間医学の発展とともにそれだけでは十分な栄養学研究ではないということがわかってきました。「いつ食べるのがよいか?」、あるいは「どのように栄養を与えるのか?」、そして「どのような病気を持っている人が食べるものなのか?」という研究が不十分だったのです。食事（栄養）にも時間医学の考えが必要であることが、最近になってやっと注目されるようになりました。わが国でも女子栄養大学の香川靖雄博士は、この考えを時間栄養学という名前で提唱しています。

２００７年、米国イリノイ州のラムシー博士によって「食事の時間機構（The clockwork of metabolism）」という名で、総説論文が掲載されました。この論文の登場により、栄養のあり方に対する考え方が大きく変わりました。順を追って、説明していきたいと思います。

私たちは、何もしていなくても、時間がたつとお腹がすきます。ちょっと前までは空腹感はなかったのに、今はお腹がすいてきた。このことから時間がたったことを実感します。これがいわゆる腹時計（食事のリズムを司っている概日時計）です。

腹時計（すなわち、食事性リズム）は、脳の時計（親時計）よりも肝臓や腸などの末梢組織の時計（子時計）の方が、優先的に働いているのかもしれません。食事をした後、食べ物が吸収され、血液中に増えたブドウ糖や脂肪類などが、インスリンなどのホルモンやサイトカインなどのホルモン様物質を増やし、肝臓や腸管や膵臓などの末梢時計に直接作用して、生体リズムのずれを調整するとも考えられています。どこのグループでも一人や二人、リーダーの指示に従わない、暴れん坊がいるものですが、体内時計の組織グループのなかにも、親時計のいうことを聞かない子時計がいたのです。

朝の光が、体内時計の針を、地球の自転の針にあわせる役目をしていることを、1−3節で紹介しました。食事も、体内時計の針を調整する役目をになっています。早稲田大学の柴田重信教授らは、食事の効果は、空腹の時間が長いほど針あわせの影響が大きいことを見いだしました。夕食から朝食までの間の時間は、朝食と昼食、昼食と夕食の間隔に比べて長いのが普通です。そのため、体内時計の針をあわせる働きは、朝食が最も強いことになります。柴田教授らの研究では、朝食の効果を十分発揮するには、ある程度しっかりした量を食することが必要であると報告しています。

産業技術総合研究所の石田直理雄博士らのグループも、栄養が時計の針にどのような影響を及ぼすか、いろいろな実験を行っています。肝臓の時計遺伝子 *Clock* だけをノックアウトし、肝臓の働きにみられるサーカディアンリズムだけを喪失させると、肝臓へのグリコーゲンの貯蔵量が少なくなり、絶食に弱くなり餓死してしまいました。一方、親時計の時計遺伝子 *Clock* だけをノックアウトした場合には、正反対の結果が観察されました。肝臓のグリコーゲンの貯蔵量が増加し、絶食に強くなったのです。末梢時計（すなわち、腹時計）と親時計の働きが、まるで正反対であるようにみえます。

栄養は、サーカディアンリズムの周期にも影響します。ある動物を絶食状態にして腹時計に空腹のシグナルを送ると、サーカディアンリズムの周期が短くなります。そして朝、早く起きてエサとり行動を開始します。一方、十分に食事をとらせると、食事からくる栄養刺激が、サーカディアンリズムの周期を長くします。その結果、腹時計の針は遅れ、親時計の針も遅れて、翌朝遅くまで眠ってしまいます。食事ばかりではありません、適量のアルコールやカフェインも、サーカディアンリズムの周期を長くし、時計の針を遅らせるようです。

膵臓の時計遺伝子 *B-mal 1* だけをノックアウトしたマウスが糖尿病になること、あるいは、時計遺伝子 *Clock* や *B-mal 1* に遺伝子多型がある人は、いずれ糖尿病を発症するという報告があります。いずれも、時計遺伝子（あるいは、時計遺伝子異常）が末梢時計（すなわち、腹時計）に作用して、あるいは末梢時計を介して、糖尿病を発症したと論じていますが、その連関を明らかにしていくには、時計遺伝子による親時計への作用と、時計遺伝子による末梢時計への作用を別々に分けて、研究を進めていくことが重要です。

一方、食事のリズムをつかさどっている親時計は、脳の視床下部視交叉上核ではないという報告が発表され、多くの時間生物学者を驚かせました。

視交叉上核（親時計／中枢時計）を壊してしまうと、睡眠のリズムや体温のリズムなど、生命活動のほとんどすべてのリズムが消えてしまいます。その動物に、毎日一定の時刻に食事を与えると、食事前の時間から食事の時間にかけて活動量が増えるようになります。そしてその約12時間後前後の時間に活動量がもっとも低下するという、新しいサーカディアンリズムが現れてくるのです。その他、食事を与える時刻を新しい時刻に変えてみても、同様に食事の時刻を中心としたサーカディアンリズムが形成されます。

２００８年米国ハーバード大学のクリフォード・セイパーらは、食事の親時計の候補として、視交叉上核の上部に位置する視床下部背内側核（ＤＭＨ）に注目しました。サーカディアンリズムを刻むことのできない *B-mal 1* ノックアウトマウスを用いた実験を行ったのです。*B-mal 1* ノックアウトマウスとは、時計遺伝子 *B-mal 1* だけを体の遺伝子構造から取り除いたマウスのことをいいます。そのため、睡眠のリズムや食事のリズムなどの生活行動のサーカディアンリズムがみられなくなっています。

そこでまず、そのノックアウトマウスの親時計（すなわち、視床下部視交叉上核：ＳＣＮ）に、遺伝子操作で *B-mal 1* を組み込んでみました。それでも、食事のリズム（摂食に関連するサーカディアンリズム）が回復しませんでした。次いで、視交叉上核の隣にある視床下部背内側核（ＤＭＨ）に*B-mal 1*を組み込んだところ、食事のリズムが回復したのです。古くから慣れ親しんできた言葉でもある「腹時計」の中枢は、視床下部視交叉上核（ＳＣＮ）ではなく、その隣の視床下部背内側核（ＤＭＨ）であったとの主張です。

もしこの報告が事実だとすると、光によって末梢時計間の位相関係を統合し、個体としての調和を保つ役割をになっている視床下部視交叉上核（ＳＣＮ）以外にも、食事シグナルによって同調を図る別の概日振動体が存在することになります。その意味は何なのでしょう？（5−3節参照）

最近の、24時間連続の血糖値測定装置の登場により、血糖値の生体リズム特性が、血圧や心拍数、あるいは自律神経系・内分泌系・免疫系の日周リズムの特性と、大きく異なっていることが明らかにされました。エサを探し食べることが、健康を維持することと同じくらい、必須の条項であることを意味しているように思われます。食料探索の効率を上げることは、生存に不可欠な仕組みです。腹時計と食事性リズムのそれは、地球上の生物の進化における高い淘汰値を持っていたことを表わしています。至極自然な適応の一つであったと考えられます。

まだ謎に包まれたままの研究成果もあります。

意識がない患者さんや衰弱した患者さんに栄養分を補給する手段には、次の2つの方法があります。一つは経管栄養で、胃と腸を介して栄養物を投与する方法です。もう一つは、直接血管に針をさし、血液の中に栄養液を送り込む方法で、中心静脈栄養と呼ばれます。そこで次のような研究が実施されました。いずれも、毎日、一定の時刻に栄養補給をして、食事由来のサーカディアンリズムが発現するか否か調べてみたのです。その結果、思いがけない成果が得られました。

経管栄養の場合にはサーカディアンリズムが発現しました。一方、中心静脈栄養ではサーカディアンリズムが出てこなかったのです。なぜなのでしょう? その理由は、まだ十分にはわかっていません。しかし、広島大学の加藤秀夫博士らは、次のように考えています。

栄養物を投与する経管栄養では、食べ物が必ず胃・小腸・大腸を刺激します。このどこかがサーカディアンリズムをつくりだす働きをしているのでしょう。小腸の前半を空腸、後半部分を回腸と言います。そこで、回腸を切除してみました。それでもリズムは認められました。次いで、空腸を切除してみました。その結果、リズムが消失してしまったのです。サーカディアンリズムの発現には空腸が重要な働きをしているようです。

この実験は、食べ物が消化管を通過することが重要であることを物語っています。小腸（のうち、空腸）の刺激が、副腎皮質ホルモンをはじめとする内分泌系や代謝系のホルモンなどに働きかけ、サーカディアンリズムをつくっていると考えられます。食事にともなう消化管の運動が、空腸を介して、身体を守るホルモンや代謝産物と連動して、生体リズムをつくり、維持していることを示唆しています。

ここに紹介したとおり、最近、様々な視点から、数多くの遺伝学的、あるいは分子生物学的研究が行われてきました。その研究結果は、まだ数多くの未知の時計分子が存在することを、そしてコアループ以外にも、未知の時計機構が少なからず存在していることを予測させます。末梢時計（なかでも、腹時計）の分子機構の解明が、疾病の発症予測や、治療効果の改善に、計りしれないほど大きな効果をもたらすことが期待されます。

コラム10

1日を奮い立たせるグレープフルーツと健やかな眠りを誘うラベンダー

生体時計の仕組みの中にも、クラスの中の暴れん坊諸君と同じような、先生の言うことを聞かない時計細胞がいました。腹時計です。食と健康とのかかわりを知ることは、健康をまもり病気を防ぐために、特に重要です。

グレープフルーツの香りには、自律神経に作用し血圧を変化させる力があります。健康のために、グレープフルーツの香りを、なかでも朝にかぐことが有効です。自律神経には、活動モードの主役として働く交感神経と、休息モードの主役として働く副交感神経とがあります。朝にグレープフルーツの香りをかぐと、腎臓の交感神経活動が亢進し、血圧が上がります。一方、夜の間働いていた副交感神経の活動が抑制されます。その結果、休息モードの体調が、活動モードに切り替わります。

また、グレープフルーツの香りは、脂肪組織に分布する交感神経にも働きかけ、興奮させ、その活動を高めます。体温は上昇し、体が温まり、脂肪の分解が亢進し、体重が減少します。グレープフルーツの消費量が、東北地方や北海道で多い理由は、このあたりにあるのかもしれません。

一方、ラベンダーの香りは、夜にかぐことが大切で、グレープフルーツの香りとは、全く逆の働きがあります。ラベンダーには交感神経を抑制する働きがあるのです。夜、ラベンダーの香りをかぐと、腎臓の交感神経活動が抑制され、血圧が下がります。疲れをとるために働く自律神経系は、副交感神経ですが、その活動が亢進し、休息モードの体調に切り替わります。入浴は身体の疲れをとり、健康の増進を図る、日本人に特有の生活習慣ですが、足湯もその一つです。足湯で癒された自律神経の効果（副交感神経活動が亢進した状態）は、ラベンダーの香りをかぐことで、長く持続されます。

とはいえ、ラベンダーの香りには、グレープフルーツとは逆に、脂肪の分解を抑え、食欲を高め、体重を増やすなどという作用もあります。就寝前のラベンダーの香りは、ほどほどの強さでかぐという心がけが必要です。

興味深いことは、このグレープフルーツやラベンダーの香りによる血圧上昇や自律神経への効果が、脳の体内時計を破壊することで、消えてしまったことです。脳の体内時計が、自律神経の働きをも統括していたのです。

コラム 11

心を静めるトロイメライ

音楽には、あるときは、怒りや悲しみを鎮め、またあるときは、こころを奮い立たせる、神秘的な心理的効果がありますが、自律神経系にもいろいろな影響を及ぼします。ショパンの練習曲のような情熱的な音楽とは異なり、シューマンのトロイメライには、腎交感神経活動を抑制し、血圧を下げる効果があります。

グレープフルーツやラベンダーの香りの効果には、いずれも、脳のSCN（視床下部視交叉上核：親時計がある）の中でのBITチロシンリン酸化[注1]が関与していますが、その効果は、**ヒスタミン受容体拮抗薬**（ヒスタミンの作用を妨害する薬剤。ヒスタミンは神経から神経へと情報を伝達する物質でアレルギー反応に関係する）を投与することによって消失します。このことは、香りの効果がヒスタミン受容体を介して交感神経に伝えられていることを示しています。大阪大学の永井克也博士らの研究により、グレープフルーツの香りはヒスタミン受容体のH_1受容体[注2]を介して、ラベンダーの香りはヒスタミン受容体のH_3受容体[注3]を介して、その効果が交感神経に伝えられていることがわかりました。トロイメライの効果も、ヒスタミンH_3受容体拮抗薬を投与することによって消失することから、ラベンダーの香りと同様の機構が存在すると推察されます。

注1 BITチロシンリン酸化：BITとは膜タンパク質の一つで、脳の神経細胞表面に多くある。BITのチロシンがリン酸化することで脳の情報伝達などにかかわっている。BITは中枢時計の中でサーカディアンリズムを刻むタンパク質で、中枢時計は自律神経やホルモンの生体リズムを調節しているが、その際に重要な役割をになっているらしい。

注2 H_1受容体：ヒスタミンとは、血管拡張、血圧降下、血管透過性亢進、平滑筋収縮、腺分泌促進などの薬理作用を有する物質で、アレルギー反応や炎症が起きるときに発現する。H_1受容体とは、ヒスタミン1型受容体のことで、アレルギー反応の原因となる。一方、神経組織では神経伝達物質として働き、覚醒状態の維持、食行動の抑制、記憶学習能の修飾などの生理機能を促進する。

注3 H_3受容体：ヒスタミン受容体の一つ。ヒスタミンなどの遊離・合成を調節する。

香りや音楽以外にも、光、寒冷、牛乳の摂取、運動後に血液中に増える代謝産物（L-carnosine 濃度）などの体内外の環境の変化、あるいは**アディポネクチン**[注1]や**レプチン**[注2]などの**サイトカイン**[注3]の変動にともなっても、自律神経活動や血圧は様々に変動します。そして、そのいずれの効果も、脳の体内時計（ＳＣＮ：視交叉上核＝親時計）を壊すことで、消失してしまいます。このことは、体内時計には生体リズムとともに、自律神経を調節し統括する任務があることを意味しています。

それでは脳の体内時計（ＳＣＮ）と自律神経との間には、どのような相互の連絡路があるのでしょうか。これまでの研究結果を整理してみましょう。

光、匂い、音楽、血液中の代謝産物、あるいはサイトカインなどの、体内外の環境の変化が脳の体内時計に伝達されるのには、いくつかの経路がありますが、その主役をなしているのは、副交感神経系の代表である迷走神経です。迷走神経では、**免疫‐神経応答システム**[注4]（immune-to-nerve communication）という仕組みが注目されてい

注1 アディポネクチン：アディポは「脂肪」、ネクチンは「くっつく」という意味。アディポネクチンは内臓脂肪細胞でつくられるサイトカインで、私たちの健康維持に重要な役割をになっている。内臓脂肪が増えれば血液中のアディポネクチンは減少し、動脈硬化が進み、心筋梗塞などで死亡する率が高くなる。

注2 レプチン：レプチンは、脂肪組織によってつくられ、食欲と代謝の調節を行うホルモン（サイトカインの一種）。ギリシャ語でやせるを意味する leptos から命名された。血中のレプチン濃度が上がると、脳に対して満腹信号を発信する。そのため、「飢餓ホルモン」とも呼ばれる。

注3 サイトカイン：サイトカインとは、免疫システムの細胞から分泌されるタンパク質で、特定の細胞に情報伝達をするタンパク質性因子の総称。多くの種類があるが、特に免疫、炎症に関係したものが多い。

ます。迷走神経は多くの内臓領域（食道・心臓・胃・腸管・肝臓・膵臓・大腸）に連絡網をめぐらしており、**遠心性連絡網**[注5]よりも、情報を受けとる求心性連絡網の割合がはるかに大きいことがわかっています。それゆえ、迷走神経の主たる役割は、末梢領域からの情報収集にあります。迷走神経末端は、主として**インターロイキン1**[注6]と免疫–神経応答することにより、末梢領域からの情報を受けとり、まず**延髄の弧束核**[注7]にまで伝達します。そして、その情報は引き続き、体内時計（SCN）にまで伝えられるのです。

　脳が、神経・内分泌・免疫系の統括的調節中枢として働くことにより、発癌や癌の成長を抑制している、との考えが論じられていますが、永井克也博士らの研究成果と結びつけて考えると、脳の体内時計こそが、その中心的役割をになっているように思われます。

注4 免疫–神経応答システム：私たちの体は、ウイルスや細菌の侵入に対して、いろいろな防御の仕組みを持っている。免疫システムがその中心的存在であり、これをウイルスや細菌の侵入に対する免疫応答という。免疫応答が良好に作動できるよう、自律神経系や内分泌系がその働きを助けている。健康を維持し、病気にならないように免疫系は、常に自律神経系や内分泌系と対話しつつ、協力して外敵から身を守っており、免疫–神経応答システムとは、この一連の防御の流れの仕組みのことをいう。

注5 遠心性連絡網：迷走神経の役割の一つ。迷走神経は、体のすみずみ、たとえば多くの内臓領域（食道・心臓・胃・腸管・肝臓・膵臓・大腸）と脳の間の連絡路にあたる。迷走神経の末梢から脳へ向かう連絡路のことを求心路と呼ぶ。一方、迷走神経は、脳からこれらの末梢への連絡路（遠心路）も持っている。網のようにめぐらされて分布していることから、遠心路は**遠心性連絡網**と、また求心路は**求心性連絡網**とも呼ばれている。

注6 インターロイキン1：インターロイキンはサイトカインと呼ばれる生理活性物質の一種。たくさんあるインターロイキンの中で、最初に発見されたのがインターロイキン1で、炎症反応に深く関与し、炎症性サイトカインとも呼ばれている。

注7 延髄の弧束核：延髄中央部から上部背側部にある神経核の名前。循環系・痛み・味覚・消化器からの情報を受ける窓口のような役割をになっている。

chapter

4
時間構造とクロノミクス

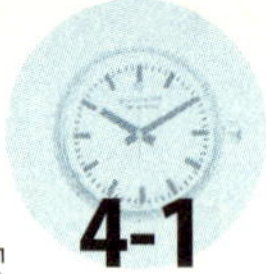

4-1 宇宙のリズムと人のリズム

「天下のできごとには、須《すべから》く定められた時あり。生まれるに時あり、死するに時あり、……、種を蒔くに時あり、刈り入れるに時あり、……癒すに時あり、」

旧約聖書の言葉です。コヘレトの言葉の第3章1–3節に記されています。旧約聖書は、紀元前1000年から紀元前400年に著された歴史書（?）とされていますので、すでに紀元前に生きた人々が、人のリズムについて、その存在に気づいていたことは驚きです。

旧約聖書の「生まれるに時あり」の記述のとおり、地球に生命（いのち）が誕生する時刻には、どうもある仕掛けに導かれているようなのです。これまでの数多くの疫学調査から、赤ん坊は「夜」に多く産まれることが知られています（図15）。

出産の時刻には明瞭な周期性がみられ、赤ん坊は「夜」に多く産まれます。

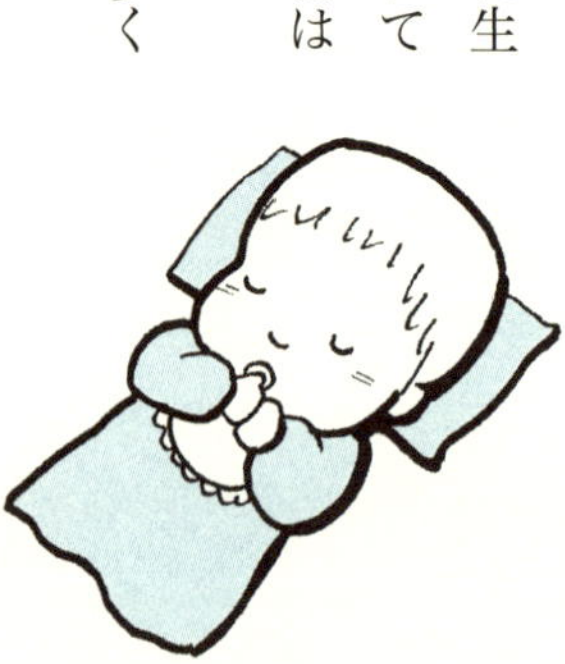

夜遅くから明け方にかけて増え、昼間に少なくなるという、約24時間のリズム（サーカディアンリズム）がみられるのです。なぜなのでしょう？

生命の誕生のリズムは、人に限ったことではありません。たとえば、セミやハエなどの昆虫が、幼虫や蛹から成虫になる羽化にも「時」があります。羽化の時刻も、なぜかしら、深夜から朝方に限られているのです。

いろいろ想像できますが、一つには次のような理由が考えられます。

朝は1日の中で最も乾燥しにくい時間帯です。その時間帯に羽化すれば、生き残る可能性が大きくなります。それでは、赤ん坊が夜から朝早い時刻に産まれるのはなぜなのでしょう？　その仕組みにもそれなりの理由があるに違いありません。ひょっとしたらあの恐竜時代に、人類の祖先の哺乳類が、危険

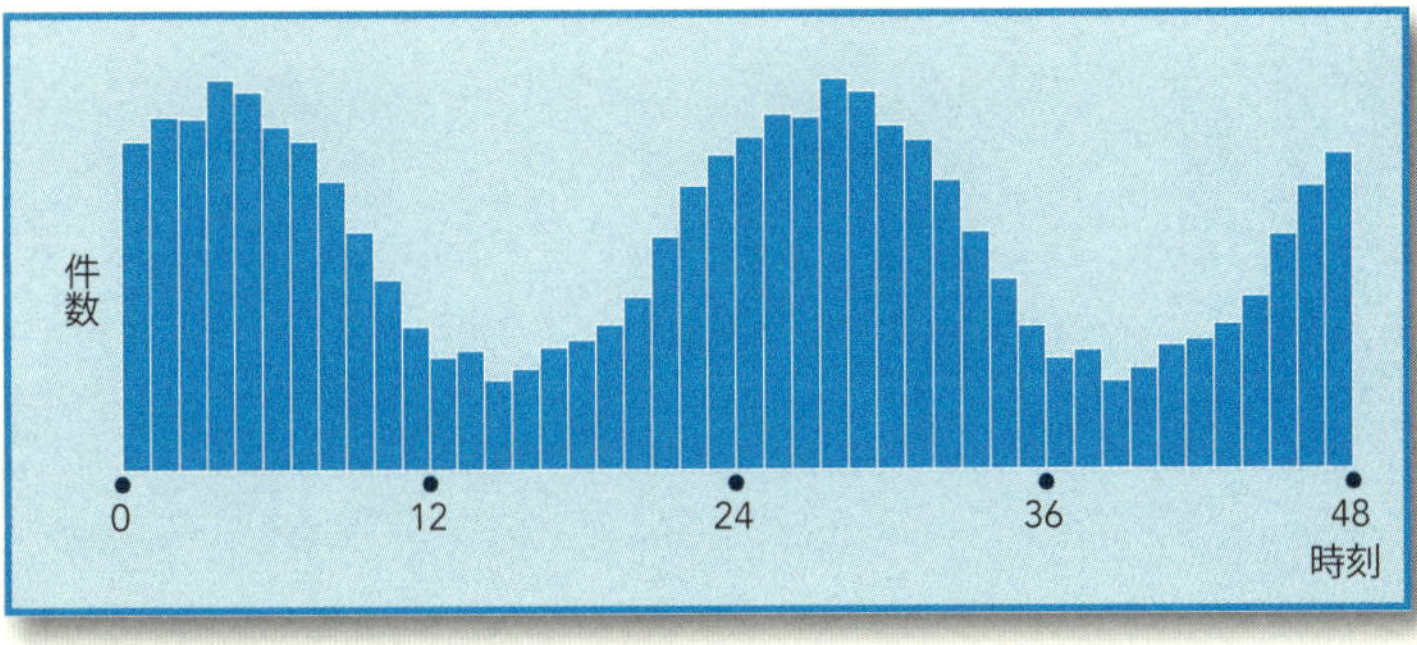

図 15

赤ん坊は夜生まれる

赤ん坊の出産件数を 1 時間ごとに 48 時間、棒グラフで表示したものです。このグラフから赤ん坊は深夜から早朝にかけて誕生する頻度が高いこと、赤ん坊の誕生頻度に明瞭なサーカディアンリズムがみられることがわかります。生物時計には、まだ謎が多く残されています。多くの赤ん坊は夜、産まれます。なぜ夜に産まれるのでしょう？　まだその謎は明らかにされていません（井上慎一著、『脳と遺伝子の生物時計』より引用改編）。

を避けて生き残られる可能性が一番高かった時刻であり、その適応の所産を、今も引きずっているのかもしれません。この問いに対する正解はまだ不明です。皆さんも、いろいろと推量してみてください。

人には、つい見えないもの、感じないものは何もない、あるいは見えないものを信じてはいけない、という風潮があります。特に医学や科学の分野では、そのことに重点を置きすぎている嫌いがあります。目に見えないものに関する論文を提出すると、飛躍だ、夢幻だと批判されることが多いのが今の医学・科学界です。

しかし、この考えは間違うおそれがあります。紀元前400年ごろの中国春秋時代に生きた老子は、**道徳経*** **第14章****の冒頭で次のように述べています。

之《これ》を視《み》れどもみえず、名づけて夷《い》(色が無い)と曰《い》う。
之を聴けども聞こえず、名づけて希(音が無い)と曰う。
之を拍《う》てども得ざる、名づけて微《び》(形が無い)と曰う。

……………………………………

地球の光環境や温度環境の設定を変え、人をとり巻く自然環境を、大きく変えてしまう気候変動は、その一つ一つが、人の文明や文化に大きく影響を及ぼしてきました。一方、過酷なほどの気候変動に直面しても、人や生物はそれに対応し、過酷

＊ **道徳経**：道家の開祖である老子が説いた。81章からなる。現象界を相対化し、現象の背後にある根源（宇宙）に即した思想を説く。
＊＊ **第14章**：根本は、見ようとしても見えない、聞こうとして聞こえない、手さぐりでとらえようとして得られない、つまり感覚ではとらえきれないが、それを「存在しない」といわず、「夷」「希」「微」と無い中にあることを伝える。

な自然環境の変化に適応しながら、生きのびてきました。都市をつくり出し、産業革命を起こし、宗教が芽生えてきました。教育システムを整え、家族・地域（近隣）という社会生態系を築き上げてきたのです。時空を超えた環境に影響されつつ、あるいは脅かされながらも、人は巧みに適応し、人や生物は効率よく生きのびていくための手段を、「体内時計」（あるいは、地球上の生物すべてが所有するゆえに生物時計という時計機構）を獲得しました（図16）。

私たちの身の周りを、もう一度思い起こしてください。まず空気があり、大気圏の一部を構成しています。大気圏の外には電離圏があり、そのさらに外に磁気圏があります。この2重3重の薄いカーテンをまとって、人は惑星間空間に接し、宇宙空間というプラズマと電磁場の世界につながっています。人はこのように衣をまとって、銀河系宇宙や大宇宙というマクロな環境と一体になって生きてきました。なかでも太陽からの、様々な種類のエネルギーを享受しながら成長してきたのです。

太陽の恩恵を受けつつ地球上の生命はすべて、「生物時計」というキーワードで鎖のように繋がった、生命（いのち）のシステムを、生態系として形づくっているのです。

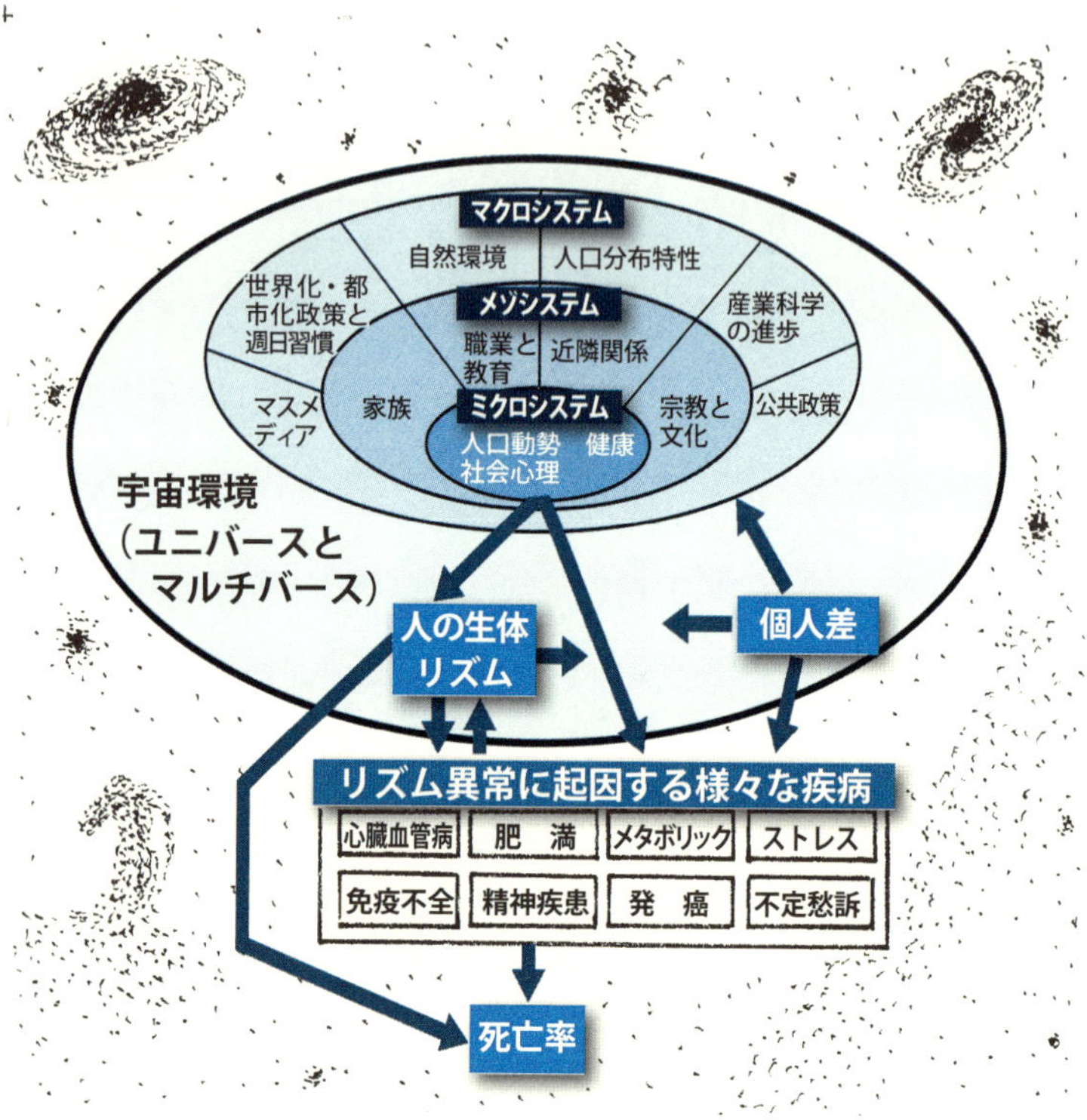

図 16

生体リズムと人の健康に影響する様々な環境

人は健康を保つための知恵として、生体リズムを奏でています。この図では、人をとり巻く様々な環境を、一つのシステムとして表現しています（メゾシステムとマクロシステム）。そして一人一人の個人は、社会的・心理的環境に影響されつつ、健康を保ち、生命（いのち）という営みを、くり返しています（ミクロシステム）。

一方、人は、せっかく獲得した生体リズムを、壊してしまうかのような文明をも発展させてしまいました。電気、電灯、ジェット機などは、生体リズムの維持に様々な形で影響し、乱れさせてしまいます。それが元で、不眠になり、時差ボケが起こり、不登校になり、抑うつになる。生活習慣病になりやすくなり、発癌をもたらし、老化を進めてしまい寿命を短くします。最近の数多くの研究で、生体リズムが壊れると、このようないろいろな病気になってしまうことが明らかにされています。

宇宙と生態系と人とのかかわりは、「生物時計」というキーワードで、鎖のように繋がった生命（いのち）のシステムといえます。神秘的であり、実に魅力的です。

4-2 サーカディアンリズムとは周期が異なる様々なリズム

体内時計として最もよく知られている周期性は約24時間周期（サーカディアンリズム）ですが、人はさらに90分のリズム、12時間のリズム、3・5日のリズム、7日のリズム、30日のリズム、1年のリズム、1・3年のリズム、などの、多くのリズムを、多重構造として獲得しています。定義上、サーカディアンリズムとは24±4時間のリズムを意味し、20時間より短い周期性はウルトラディアンリズムと呼ばれ、28時間より長い周期性はインフラディアンリズムと呼ばれています（表6）。

表6

体内時計の多重構造とその定義

サーカディアンリズム以外に、24時間よりも短い周期性と長い周期性に名前がつけられている。各々の周期性の定義は以下のとおり。

ウルトラディアン	τ＜20	時間
サーカセンチュミニュータン	τ =1.7 ± 1	時間
サーカセミディアン	τ =12 ± 2	時間
サーカディアン*	τ =24 ± 4	時間
ディアン	τ =24 ± 0.2	時間
インフラディアン	τ＞28	時間
サーカディディアン	τ =2 ± 0.5	日
サーカセマイセプタン	τ =3.5 ± 1	日
サーカセプタン*	τ =7 ± 1.5	日
サーカダイセプタン	τ =14 ± 3	日
サーカバイジンタン	τ =21 ± 3	日
サーカトリジンタン	τ =30 ± 5	日
サーカニュアル*	τ =1年± 2月	
サーカセプテニアン	τ =7年± 1年	
サーカデュオデセニアン*	τ =12年± 2年	

＊：これら周期性のうち、生理学的および解剖学的に体内時計として確立されているのはサーカディアンだけだが、フリーラニングにてその存在が確認されたものに、サーカセプタン、サーカニュアル、サーカデュオデセニアンがある。

4-3 人の脳波と地球の脳波

79歳男性Aさんは、65歳ごろよりめまいをともなう動悸（どうき）発作に悩んでいました。年に1～2度の頻度ですが、朝起床後、突然動悸が出現し、30分から2～3時間、持続します。めまい、ふらつきがあり、立っていられないため、臥床《がしょう》して動悸が過ぎ去るのを待つということを繰り返していました。2003年8月7日、動悸の発作が長く続いて治まらないため、筆者の病院を受診しました。心電図を記録してみると、発作性心房細動（不整脈の一種：図17）でした。

3年前ごろから、動悸の発作が増え、なかなか鎮まらないといいます。発作の誘因についてよく聞いてみますと、きまって夏の朝に多いことと、とくに早朝の激しい雷の音で目が覚めた時、起床して身体を動かしはじめたところで、最も多く起こるというのです。動悸の原因は早朝の雷でした。

なぜ、朝の雷が不整脈を引き起こすのでしょう？

このAさんの不整脈発作で興味深い点は、①QT延長症候群の老人が、②早朝

＊ QT延長症候群：QT延長症候群とは、心電図上でQT間隔の延長があり、心室頻拍、心室細動などの重篤な心室性不整脈が出現しやすく、失神発作（あるいは急死の家族歴）を示す病気。このようなQT間隔の延長は、薬物の使用あるいは心臓の病気などが原因の場合（後天性QT延長症候群）と、明らかな原因が無く遺伝傾向が認められるもの（遺伝性QT延長症候群）とがある。後者については、最近、心筋細胞膜のイオンチャネルの遺伝子異常であることが明らかにされてきた。

の、③雷が誘因となり、不整脈が誘発されているという特徴です。

この不整脈の理由を考えてみましょう。

雷と不整脈との関係はＱＴ延長症候群の１例で報告され、医学界でも注目されています。Ａさんの場合も、ＱＴ延長症候群と診断されていますので、心電図上でＱＴ間隔の延長があり、もともと重篤な不整脈が出現しやすい心臓の病気を持っていることになります。

次に、不整脈の発作が、決まって朝に起こるという点です。

第２章でも紹介しましたが、心筋梗塞や脳卒中など多くの病気は、午前８時ごろを中心に朝方に多いことが知られています。この理由は、人間の体の中には、生命現象にリズムを与える時計があり、症状や病気と深くかか

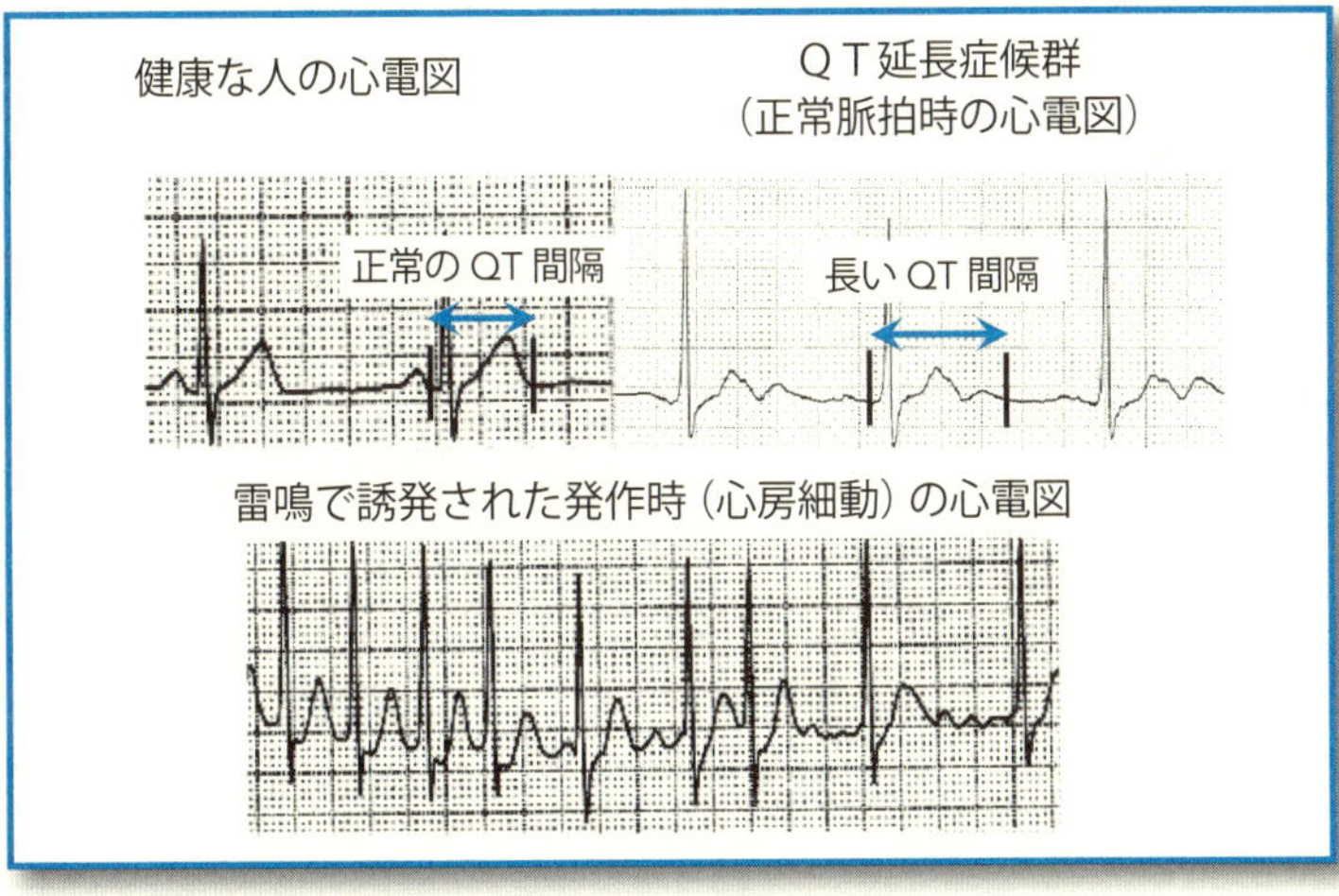

図 17

雷鳴と不整脈

左上：正常の心電図。下：早朝、雷に驚いて出現した不整脈。とがった波形（Ｒ波）の間隔が不規則で速く、Ｒ波とＲ波の間にはのこぎり状の波形がみられる。医学的には発作性心房細動と診断される。

わっているからです。地球上のすべての生活現象は、太陽の影響を受けて明暗周期（昼と夜）を繰り返しています。この周期がほぼ24時間でありますが、人はこの24時間周期を都合よく体内に取り込み、脳の中に体内時計（24時間時計）をつくりあげました。この24時間の生体リズムは、脳細胞の働きによってつくられ、睡眠と覚醒、自律神経活動やホルモン分泌の周期、血圧、心拍数などを支配しています。心臓病や脳卒中、喘息発作などが朝多い理由はこの生体リズムのいたずらなのです。

自律神経は、朝方、鎮静的な副交感神経緊張から活動的な交感神経系に切り替わります。この休息から活動にスイッチが切り替わる時間帯に、病気が起こりやすいのです。静から動に変わる、早朝から午前中は、病気になりやすい魔の時間として知られています。

起床後、血圧と脈拍数が急上昇することが、大きな理由の一つです。朝、血圧と脈拍数が上がると、心臓の酸素需要が増えるため、たくさんの酸素が必要になります。ところが、朝は心臓への血管が細くなっていて酸素供給量が一番少ない時間帯です。その結果、需要と供給がアンバランスになり、心臓病が起こるのです。Aさんの場合も、79歳という年齢を考えると、心臓の血管に動脈硬化が起こっており、早朝に心臓が酸素不足に陥りやすかったと推測することができます。

3番目のキーワードは3年前（すなわち、2000年）と雷です。

さて、雷がなぜ、不整脈を引き起こしたのでしょう。筆者はシューマン共振*がその原因であったと推測しています。Aさんは2003年に受診しました。Aさんの話では、3年くらい前から発作が頻発するようになったといっています。2000年から2003年は、ちょうど太陽活動が極大期を迎える時期に当たります。この期間の太陽風の活動は強力で、地磁気のカーテンを吹き荒らしました。大きな地磁気擾乱（磁気嵐ともいう）がたびたび観察されています。太陽から吹き付けるこの強大なプラズマの流れが、地球をとりまく電離層をも励振し、シューマン共振の振幅を大きくしていたことでしょう。そして、この状態に追い討ちを掛けるように、雷の放電が電離層をさらに大きく振動させ、シューマン共振の振幅を一層大きく振動させていたに違いありません。これがAさんの不整脈の原因でした。

太陽と地球は、太陽から放射される様々な波長の波（電磁波）と、太陽から絶え間なく吹き付けるプラズマ（電離したガスのこと）の流れ（太陽風）で1つに繋がっています。そして地球は、2種類の薄いベー

---

* シューマン共振：地球をとりまく電磁場（地磁場）は、太陽風によって励振され、共振電磁波を生じる。この共振現象は、1952年ごろに米国のシューマン教授が記述したことからSchumann resonance（シューマン共振）と名付けられた。地球上に最初に生命が誕生したのは深い海の中だが、深海には太陽の光は届かない。そこで、シューマン共振電磁波のエネルギーが生命誕生にかかわっていたのではないかと想像されている。シューマン共振電磁波は現在では0.01ミリガウス程度の強さだが、生命誕生のころは雷や噴火など、電磁波を発生する要因が多かったはずだから、電磁波ももっと強かったと考えられる。地球の定常磁場があるところにシューマン共振電磁波（低周波の変動磁場）が来ると、イオンがらせん運動をはじめる。生物の細胞にあるＤＮＡが、なぜらせん構造をしているのか？　シューマン共振電磁波との共鳴でうまく説明できることになる。

ルに覆われ、太陽からの恵みと攻撃の、微妙なバランスにより、地球生態系を形づくっています。それゆえ、人は太陽の分身であるともいえます。

地球をとりまく2つのベールとは、空気のカーテン（地球大気）と地球をとりまく電磁場（地磁場）のことです。地球大気圏は、地表からわずか100キロメートルの高度にまでしかない薄いカーテンです。地表から約100キロメートルの高度では、太陽からの紫外線によって電離したガスが安定して存在できるようになり、電離層（電離圏ともいう）として広がっています。大気が部分的に電離している高度約70キロメートルから上の領域を指します。この電離層は、太陽からの危険なX線や紫外線を防ぐ、とても重要なベールです。電離層の外側にある地磁場は、太陽から絶え間なく吹き付けるプラズマ（電離したガスのこと）の流れ（太陽風）から、地球生態系を保護しています。太陽活動が盛んになり、強い太陽風が地球を攻撃すると、地磁場のカーテンも大きく揺れます。それが地磁気擾乱で、北極と南極で美しいオーロラとして天空を舞います。

地球をとりまく電磁場（地磁場）は、太陽風によって励振され、地球のサイズと共振し、7・8ヘルツ、14・1ヘルツ、20・3ヘルツ、26・4ヘルツ、32・5ヘルツの共振電磁波を生じます。たとえば14ヘルツくらいの共振波は、地球の半周が約2万キロメートルですから波長が2万キロメートルの電磁波ということになります。この共振現象は、1952年ごろに米国のシューマン教授が記述したことからSchumann resonance（シューマン共振）と名付けられました。人の脳波が示す周波数ときわめて近似していることから地球の脳波とも呼ばれています。

シューマン共振のエネルギー源は、太陽風です。太陽から絶え間なく吹き付けるプラズマの流れが電離層を振動させます。地表と電離層との間には、何層かのプラズマ密度の高い層があり、電磁波が共振できる空間が幾層にも存在しています。電離層の振動は、一種のこの空洞共振器の中で電磁波を振動させ、共振状態をつくります。太陽風の強さは時々刻々変動していますので、シューマン共振の大きさも時々刻々変動します。この空洞共振器は、雷の放電によっても励振され共振します。磁気嵐のときや雷の放電によって、電離層は大きく振動し、シューマン共振の大きさを変動させます（図18）。

Aさんの場合、早朝の雷によって励振された大きなシューマン共振が、血圧と脈拍に影響し、血圧を下げ脈拍数を速くしました。それが引き金となって、不整脈が誘発されていたのです。

それでは、シューマン共振は、はたして本当に血圧や脈拍数に影響するのでしょうか？

　筆者らの調査結果を紹介したいと思います。北海道U町の町民を対象に、30分間隔で連続して7日間、血圧と脈拍数を観察しました。血圧と脈拍は、シューマン共振の影響を受けて変動し、シューマン共振が大きい日に血圧が低くなり、脈拍が速くなっていました（図19）。Aさんの場合も、活発となった太陽活動の影響を受け、加えて雷によりいっそう増大したシューマン共振が、心臓に影響し、脈拍が速くなったことが、不整脈の誘因だったのでしょう。

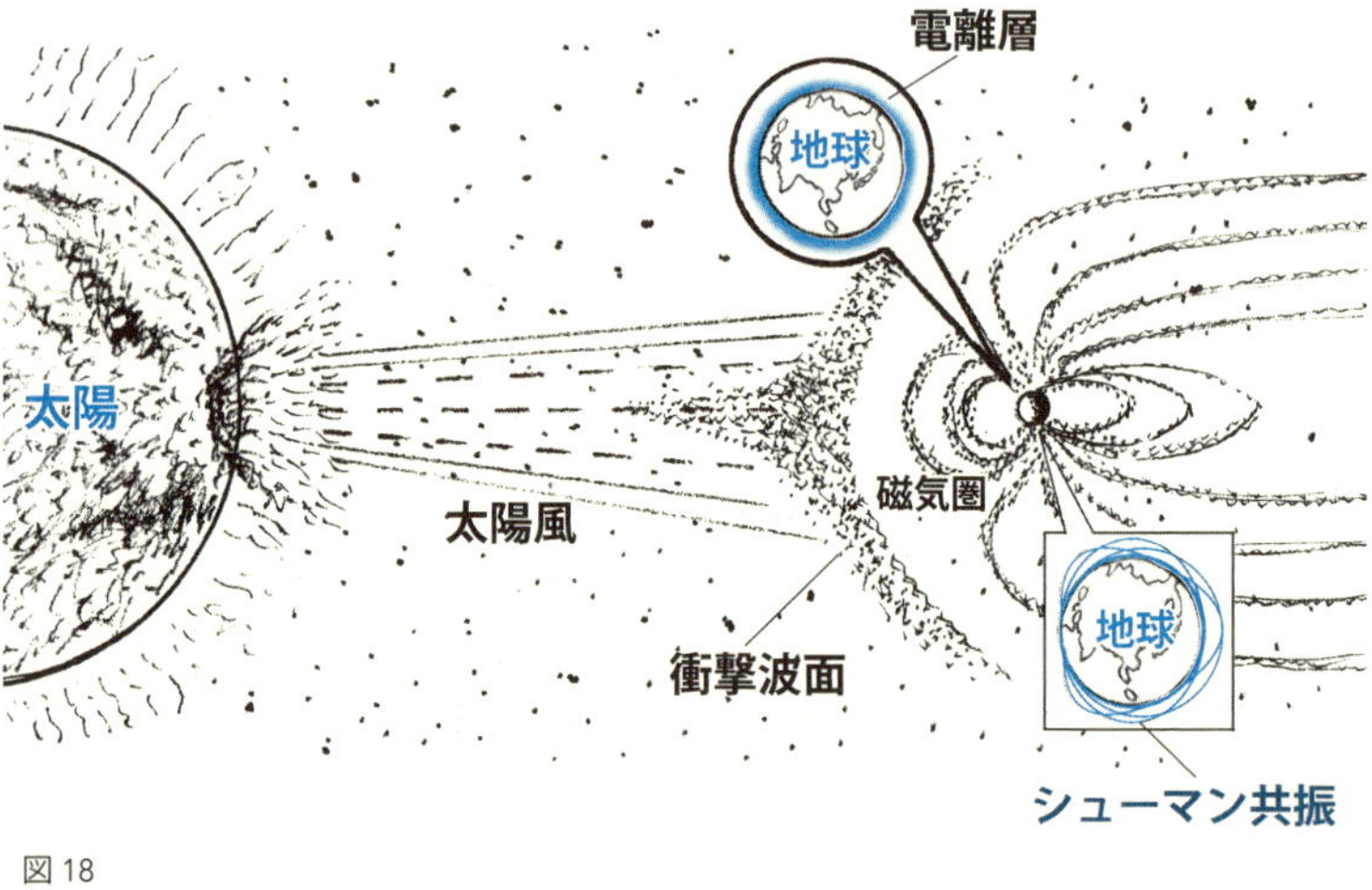

図18
地球の脳波と人の脳波
　シューマン共振波は、7.8、14.1、20.3、26.4、32.5ヘルツ（Hz）のところにピークがあります。人の脳波にはα波（8〜14ヘルツ）、β_1波（14〜20ヘルツ）、β_2波（20〜32.5ヘルツ）、θ波（4〜7ヘルツ）、σ波（7ヘルツ以下）があり、この周波数帯がシューマン共振電磁波のピークと、近似しています。シューマン共振波は、人の脳波のゆらぎとそっくりなため、「地球の脳波」と呼ばれています。地球を包むこの共振波動帯は、太陽風や磁気嵐の影響を受けつつ変動します。太古の昔より、地球上の生命は常に、シューマン共振の変動に共振しながら、生命活動を行ってきました。

●仮説

雷鳴

→ Schumann resonance (SR) に影響

→地磁気 ULF 波に影響

→不整脈を誘発

北海道 U 町住民 112 名

7 日間連続 24 時間血圧

SR は、北海道

Moshiri station (geographic latitude 44.37° N longitude 142.27° E)

(U 町と経度 0.8°、緯度 1.1°の左)

SR の高い日、血圧が下がる

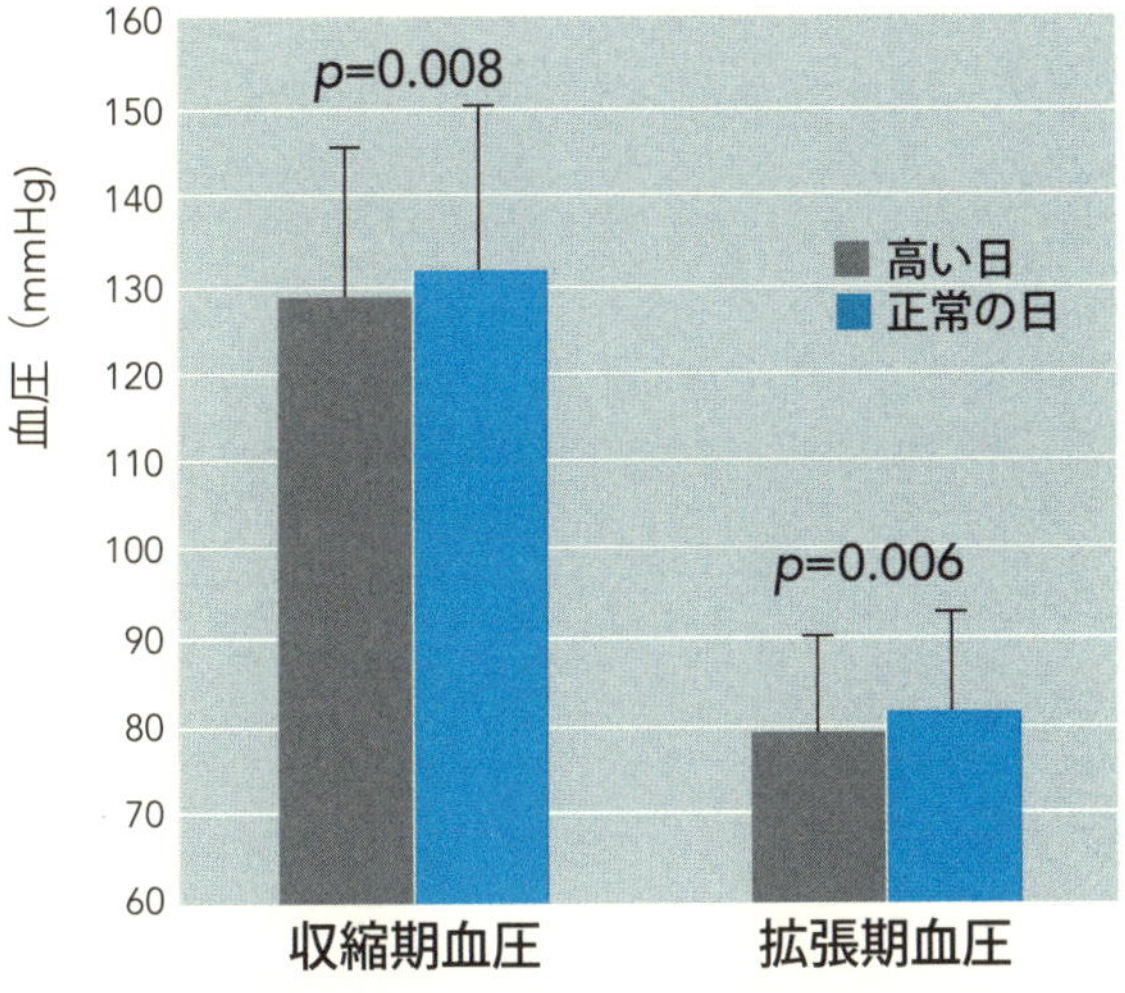

図 19

24 時間血圧平均値に影響するシューマン共振

北海道 U 町の地域住民での検討。7 日間連続記録した 30 分ごとの血圧と脈拍の記録を元に解析しました。7 日間のうち、シューマン共振が大きい日の血圧は低く、脈拍は速くなっていました。宇宙からのシグナルは、magnetosphere（地球磁気圏）を介して地球の環境と共振し、人に影響を及ぼしているのです。

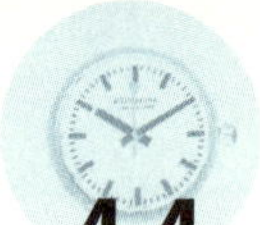

4-4 90分は基本のリズム

サーカディアンリズム以外にも、数多くの生体リズムが抽出されています。20時間より短い周期性はウルトラディアンリズムと呼ばれています（107ページ参照）。

シカゴの生理学者 ナサニエル・クライトマン（1895−1999）は、1963年、レム（REM）睡眠の90分周期に注目し、生活の基本リズムであると考え、これを「基本的休息−活動リズム」と呼びました。90分周期は睡眠の基本周期であり、サーカディアンリズムを保持し、強化するために必要な基本リズムであると考えられています。

レム睡眠にみられる約90分のリズムは、夜間だけではなく昼間にも存続することが知られています。クライトマンは様々な生理機能を観察し、人には昼夜を通して90分の休息−活動周期が存在すると考えました。人は1日の24時間を、16区分した単位時間の90分を周期として、生命活動・生活が営まれていると考えたのです。

大阪大学で活躍した和田豊種氏は、人の胃運動に90分の周期があることを発見し、これを契機に、多くの検討を重ねました。食べ物（ちょっと口欲しくなって、お菓子をつまむ)・飲み物(ちょっとのどが渇いて、水を飲む)・喫煙などの口唇性行動や、主観的空想(新しいことが思い浮かぶリズム)、作業時の脳波の振幅(精神的作業の効率のよい仕事ができる時間長)、ロールシャッハ反応などの認知・行動機能に、約90分の周期性が存在することを観察しています。

その他、夜間頻尿になって、排尿のために中途覚醒する夜間の排尿周期も、ほぼ90分周期です。あるいは、瀕死の状態でICUやCCUに入院したときに分泌される生命を鼓舞するホルモンの、カテコラミン・レニン活性やコーチゾールなどの内分泌の分泌リズムにさえ90分の周期が観察されます。あるいは、根をつめて知的作業を続ける限界も約90分であり、90分ごとに短い休息を取ることが認知機能を最高に保つためのコツといわれています。

新生児(個体発生の初期)に90分リズムを示していた生体機能が、成熟とともにサーカディアンリズムに変わっていく例は、活動–休息リズムの他にも、いろいろと知られています。ウルトラディアンリズムからサーカディアンリズムへの移行は、あらかじめ生体内にセットされたプログラムが自動的に進行するようにもみえます。

一方、病気にかかると、心拍変動をはじめとする生命現象のサーカディアンリズムが弱まり、ウルトラディアンリズムが増大してきます。それゆえ、ウルトラディアンリズムとサーカディアンリズムの比較は、健康の質をあらわす指標であると考えられます。

尿排泄にもリズムがあり、昼間に尿量が多く、夜間に少ないサーカディアンリズムを示します。尿量とともに、尿中に排泄されたナトリウムとカリウムの量にも、昼間に最大値を示すサーカディアンリズムがあります。前立腺肥大症などの病気になると尿が近くなります。排尿のリズムもくずれ、昼間だけではなく、夜間も排尿のため、何度も睡眠を中断することになってしまいます。そこで、10分ごとに排尿させ、尿量・尿浸透圧・尿ナトリウム・カリウム排泄量のリズムを解析してみました。その結果、いずれにも、80~100分の、約90分のリズムが見いだされました。

心不全やネフローゼ症候群あるいは腹水をともなう肝硬変症でも、しばしば昼間尿より夜間尿が多く、一見サーカディアンリズムの異常を推測させます。しかし、カリウムの排泄は正常と同じく昼間に多く、尿量とナトリウムの排泄も、終日安静にして採尿すると、これらも昼間に多い正常のサーカディアンリズムを呈し、リズム発生機構そのものは正常に保たれていることが報告されています。

90分リズムの起源については、まだわかっていません。筆者らは、様々な宇宙線

＊ Kp：地球をとりまく磁場の強さを表す、地磁気活動度指数の一つ。

（非可視光線）のリズムと生命現象との相互関係（コヒーレンス）を探索してきました。もし、生命現象に見いだされるリズムが、宇宙と地球上の生命との進化のプロセスとして獲得したものであるのなら、90分リズムも宇宙線（非可視光線）のリズムのどこかに隠されているはずです。予想したとおり、筆者らは、太陽からの非可視光線の影響下にある地磁気の指数、Kp*のスペクトル解析に90分の周期性を見いだしました（図20）。

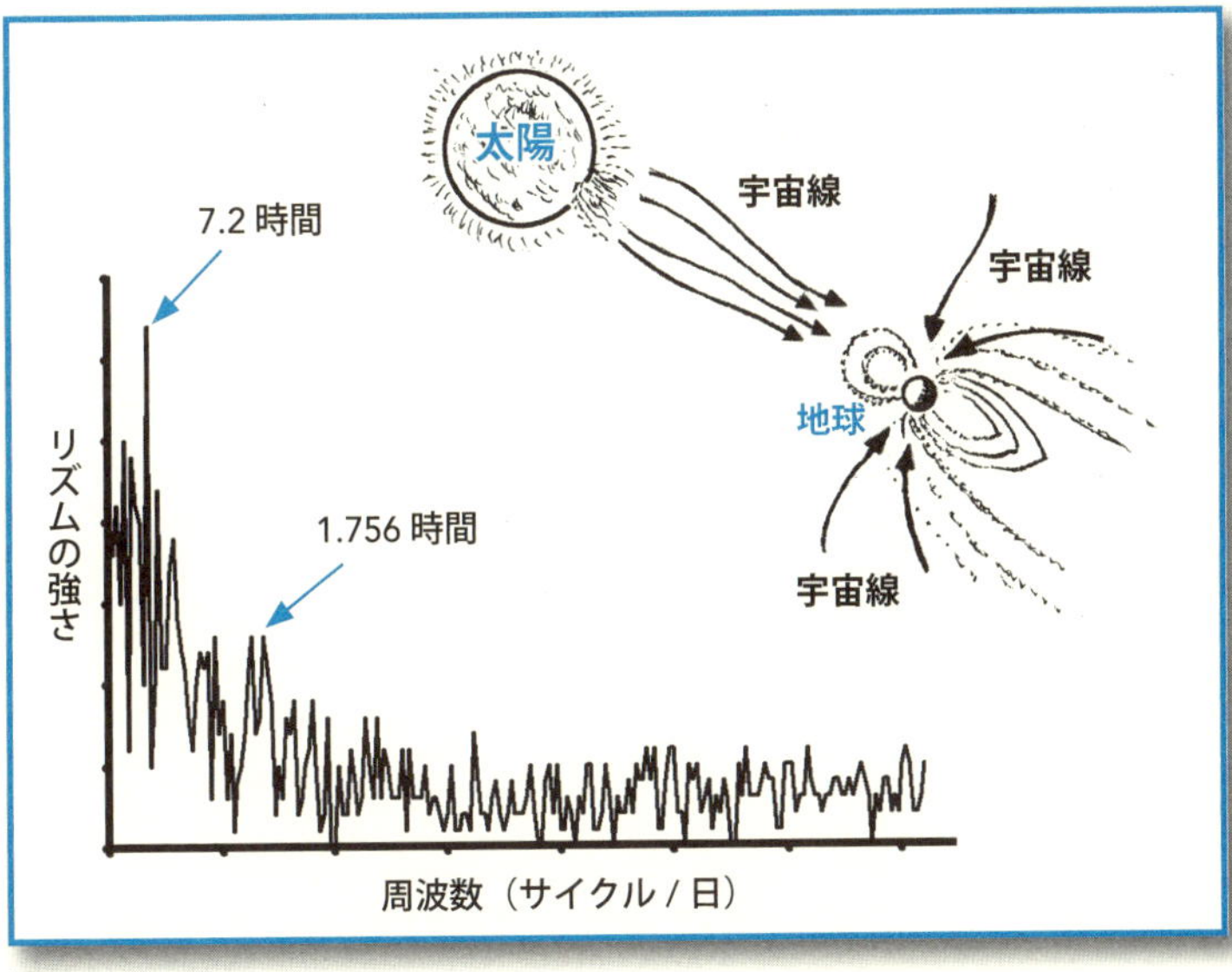

図 20

約 90 分のリズム（図中、1.756 時間）が見いだされる宇宙線のリズム

宇宙線の中で BI と呼ばれる磁場成分をリズム解析してみると、この図のように 7.2 時間のリズム性とともに、1.756 時間（106 分＝約 90 分と解釈）のリズムが抽出できます。人の生活や生命維持のための仕組みにみられる約 90 分のリズムの源は、約 24 時間リズムと同じように、やはり宇宙からのシグナルの中にあるようです。

宇宙からのシグナルは、そのほか、どのようなものが隠されているのでしょう。生命活動の根源ともいえる約 90 分のリズムの、ほんとうの源を、何とかみつけ出したいものです。

宇宙空間を高速で飛び交い、地球に降り注いでくる粒子群を宇宙線*と呼びます。惑星間空間を満たす宇宙線のエネルギーは、いろいろな方法で計測され、いろいろな単位で表現されています。その一つに磁場強度Bがあります。惑星間空間磁場（IMFと称します）、すなわち太陽風のなかの磁場強度は、通常Bで表されます。磁場は、通常、太陽方向（Bx）、東西方向（By）、南北方向（Bz）の3成分で表示されます。宇宙線被曝線量を評価するためには、その強度だけでなく、エネルギーの変動の多少をスペクトル評価することが重要となります。図20に、惑星間空間磁場の磁場強度B1の解析結果を示しました。B1は、磁場擾乱が起こっていない静的磁場成分のことです。図20は、その1分ごとの標準偏差（SD）の時系列データを、スペクトル解析したものです。7・2時間のリズム性とともに、1・756時間（106分=約90分と解釈）のリズムが抽出されています。

クライトマンは、人の新生児にみられるウルトラディアン型の睡眠リズムが、加齢とともにサーカディアンリズムに移行するこ

＊ 宇宙線：宇宙線は、オーストリアの科学者ヘス（Victor Francis Hess）が、1912年気球実験により発見し、1936年ノーベル賞を受賞した。宇宙線とは、銀河系や太陽など、宇宙から地球に絶えず高速で降り注いでいる原子核や素粒子の総称で、地磁気に補足された比較的エネルギーの低い放射線から、超新星爆発などで加速された極めてエネルギーの高い放射線まで、様々な放射線が含まれている。大気中に入射する宇宙線を一次宇宙線、そこから発生した粒子を二次宇宙線と呼ぶ。私たちの体にも、たえず膨大な数の宇宙線が突き抜けている。地球大気に到達する宇宙線の強度は、太陽活動の変化とともに地球磁場の強度に影響を及ぼしている。それゆえ宇宙線は、大気圏を攻撃する外力だが、それ以上に重要なことは、地球環境に影響を及ぼす指標であるということ。宇宙線には宇宙規模の情報から、局所的視点の物質まで、グローカルな情報が包含されており、大宇宙の本質を秘めた形象であるともいえる。人が宇宙の諸現象と対話するための重要なシグナル（言葉）である。

とを見いだしています。個体発生の初期にウルトラディアンリズムを示していた生体機能が、成熟とともにサーカディアンリズムに変わっていく例は、そのほかいろいろと知られており、広く動物界に共通する活動-休息リズムのほとんどすべてが、24時間周期のリズムに統合されていきます。ウルトラディアンリズムからサーカディアンリズムへの移行は、あらかじめ生体内にセットされたプログラムにより、自動的に進行するようにもみえます。興味深いことは、サーカディアンリズムが完成した後にも、90分リズムはサーカディアンリズムの中に重畳《ちょうじょう》して観察されることです。たとえば、もちろん夜間には、4~5回、睡眠の90分リズムが出現しますが、昼間も、覚醒レベルは80~110分ごとに変動しているのです。

一般に、疾病とともに、生命現象のサーカディアンリズム性が弱まり、ウルトラディアンリズム性が増大してきます。それゆえ、ウルトラディアンとサーカディアンのリズム比は、今後、「健康の質」を表す指標として、臨床応用できるのではないかと期待しています。

4-5

1週間のリズムも生体リズム?

24時間を超える長い周期性はインフラディアンリズムと呼ばれます。

脳卒中や心筋梗塞の発症には、約24時間のリズムだけではなく約7日のリズム性もあることが知られています。土曜・日曜の休息日の発症は週日に比べて少なく、労働による疲労や精神的ストレスが原因と考えられてきました。

(1)不整脈は土曜と日曜に少ない
(2)心筋梗塞も土曜と日曜に少ない
(3)脳梗塞も土曜と日曜に少ない
(4)高血圧にともなう疾病も土曜と日曜に少ない

最近、約7日の周期性も生体リズムの一つではないかとの考えがあります。

実際、血圧をはじめとする生体リズムには、約24時間のリズム以外に、たとえば約7日のリズムがみられます。組織培養したニワトリの松果体から分泌される、メラトニンというホルモンの時間経過を解析すると、約7日と約3・5日の周期性が抽出されます。このことから、1週間のリズムも、生体リズムの一つであると考えられています。

連続照明下で培養した真核生物の単離細胞数のリズムにも、概日リズムより8倍も明瞭な7日のリズムがみられます。また、藍藻（シアノバクテリア）の単離細胞にみられる概日リズムにも、約7日のリズム性の関与が観察されました。

約7日のリズムは1982年、レヴィとハルバーグによって、サーカセプタン(circaseptan) リズムと名付けられました。「サーカ」はラテン語を語源とし、「約、概よそ」、「セプタン」とはラテン語で「7日」を意味します。ハルバーグらの一連の研究報告によると、7日よりも3・5日の周期性が、本来のリズムではないかとも記載されています。よく耳にする「三日坊主」という言葉は、この3・5日のリズムに由来するのかもしれません。

人においても、すでに約7日のリズムに関する、以下のような数多くの研究が報告されています。

（1）未熟児の血液ガス「pH」に、明瞭な7日のリズムがみられること

（2）新生児の血圧には概日リズムよりも明瞭な、7日のリズムがみられること

（3）家庭血圧の変動性にも、7日あるいは3・5日の周期がみられること

（4）海外旅行のあとの時差ぼけに、たとえば寝起きのリズム性に、7日リズム

が出現してくること

（5）過剰労働を繰り返すサラリーマンの活動周期に、3・5日のリズムが明瞭であること

（6）看護師が夜勤をくり返すと、その血圧変動に、7日のリズムが顕著になってくること

（7）救急車の出動頻度に、7日のリズムがみられること

（8）乳幼児突然死症候群（SIDS）の発症頻度に、7日のリズムがみられること

（9）自動車事故の頻度にも、7日と3・5日のリズムがみられること

（10）てんかん発作にも7日、3・5日のリズムがあること

（11）心筋梗塞・脳梗塞の発現にも、7日のリズムがあること

7日のリズムの起源はまだ不明ですが、筆者らは90分リズムと同様に、宇宙のリズムと同調し、長い年月を掛けて宇宙のリズムに適応した結果、獲得したリズム機構であると推測しています。筆者らのこれまでの解析から、太陽から発せられる太陽磁力線のリズムにも、7日のリズムが観察されているからです。

4-6
約1カ月のリズムをつくる潮汐リズム

米国の心臓病研究の大御所であるザイペスが、カリフォルニア一帯の心筋梗塞の再発作を調査しました。その結果、心筋梗塞の再発作の時間帯にリズム性があることを、米国循環器学会雑誌の巻頭言に発表しました。心筋梗塞の再発作は朝に多く、月曜日に多く、1カ月のうちの第1週に多く、冬に多かったのです。

時間生物学や時間医学のことを、まったく知らない心臓病の権威が見いだしたのですから、皮肉なめぐり合わせといえるのかもしれませんが、それだけ注目されるところとなり、この知見は循環器医学の分野に広く知れ渡りました。1999年ザイペスは、冬に心血管系事故が多発する理由として、寒暖などの気候とともに日照時間が短いことが理由であると考えました。

女性では体温に約1カ月のリズムがあります。人には、約1カ月のリズムが刻印されているようです。たとえば、心筋梗塞や脳卒中の発症には季節変動があり、ことに冬季に心血管系事故の頻度が増加します。

（1）不整脈は2月に多い
（2）心筋梗塞も2月に多い
（3）脳梗塞も2月に多い
（4）高血圧にともなう疾病も2月に多い
（5）心臓性突然死は1月に多い
などです。

ハルバーグらは、ノルウェーでの疫学調査で、乳幼児突然死症候群（SIDS）の発症頻度に、明瞭な1カ月の周期性があり、月の満ち欠けとの関連（lunar effect）があること、下弦の月に一致してその頻度が高くなることを報告しています（図21）。

生物の行動に、月の満ち欠けのリズムと関連するリズムが観察される場合、そのリズムはサーカルナーリズムと呼ばれます。たとえばパロロと呼ばれる多毛類は、サモア諸島の珊瑚礁の穴にすむミミズの仲間で、夏の終わりになるとパロロの尻尾部分の先から、エピトークと呼ばれる延長物がのびてきます。これは生殖腺が成熟した、非常に多くの体節からできており、11月の下弦の月のころ、すべての体節がちりぢりに離れ、海面を群泳し、盛んに生殖活動を行います。この時期は、小潮の

2〜3日間だけ、夜間から明け方に限られます。

その真偽は定かではありませんが、ある疫学調査では、人の攻撃性にも約1カ月の周期があり、暴行、強盗、家庭内暴力など、あるいは精神病院への入院患者数が、新月より満月のときに統計上有意に多いと報告しています。

サーカディアンリズムとサーカルナーリズム、それに1年のリズムが、ひとからげになってみられるリズムで、生物が地球と月と太陽の影響を受けて生きていることを示しています。

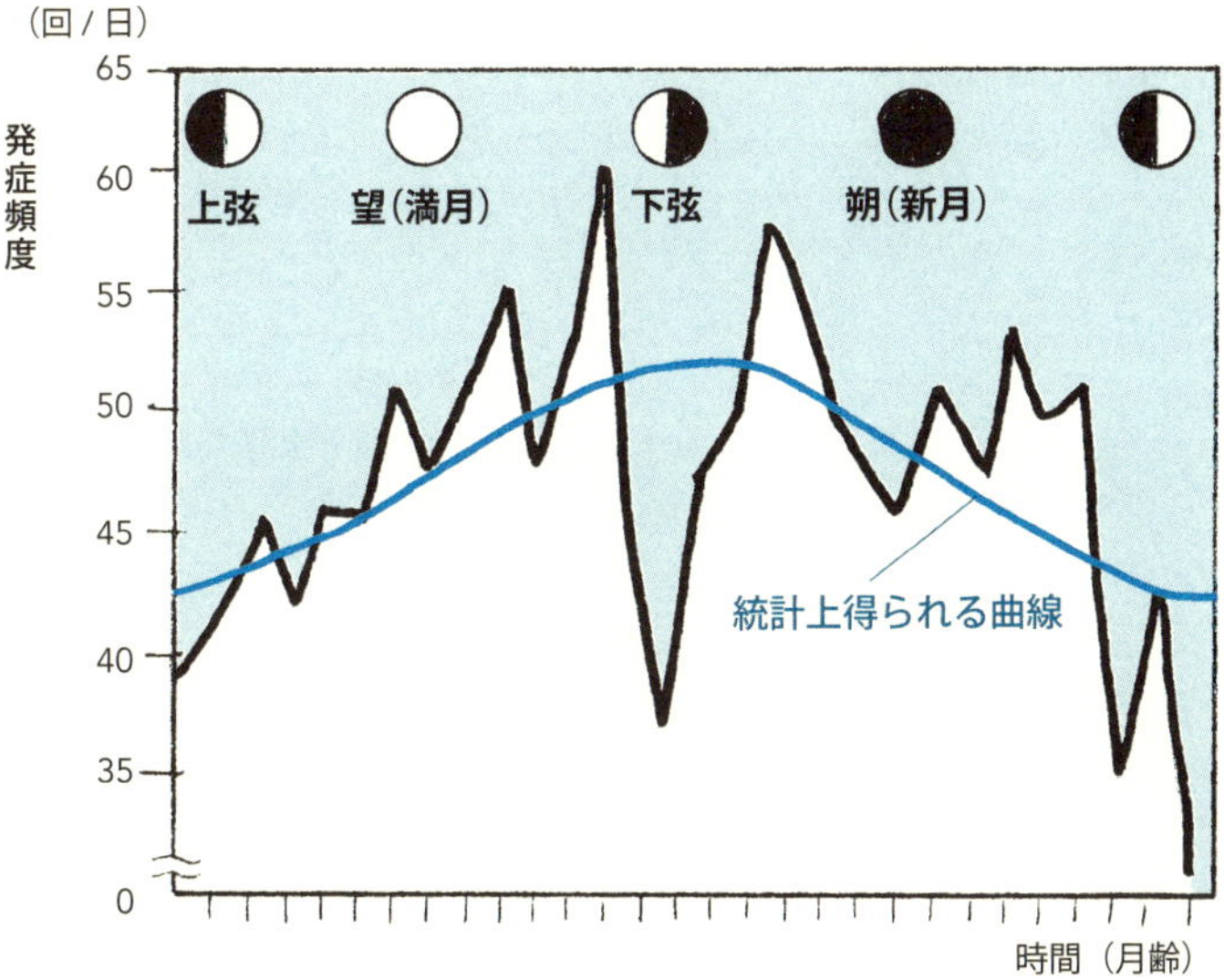

図 21

乳幼児突然死症候群の発症に観察される約 1 カ月のリズム

1967 年から 1984 年までの 18 年間の間に、亜北極圏に近いノルウェーで観察された乳幼児突然死症候群の発症のリズムです。約 1 カ月のリズムがあり、突然死が下弦の月のころに多いことが示されています。人の生命活動は、月からのシグナルにも影響されていることがうかがわれます。

●緯度と光周性

植物における発見（コラム12参照）からほどなくして、昆虫においても、光周性の存在が明らかにされました。昆虫には、光周性応答の地理的遺伝子変異がみられます。たとえばオオモンシロチョウは、住んでいる地域の緯度に応じて、たくみに日長への反応を調整しています。北半球の高緯度地域は、夏は短く冬の到来が早いため、早くやってくる冬にあわせて、早

コラム12

四季を測る時計

季節の変化を先取りして、身体の調子を整え、不調を調整しているのも、体内時計です。梅も桜も春になると花を咲かせます。植物はどのようにして季節を知るのでしょう。1919年、アメリカ農務省のアラードとガーナーは、温度、水分、光の強さ、栄養条件など様々な条件を変化させ、メリーランドマンモス*の花を早く咲かせようと試みましたが、うまくいきませんでした。ところがある日、ちょっとしたきっかけから、メリーランドマンモスに覆いをつけ暗くしてみました。すると見事に花をつけたのです。決め手は日長でした。日の出から日の入りまでの時間を、季節情報として用いていたのです。

さらに、ダイズを含む十数種の植物も、日長条件によって花芽形成が誘導されることを観察し、植物が持つ一般的な性質であると考えました。日長の変化に応答して、行動や成長などを変化させるというこの性質を、彼らは「光周性」と名付けました。その後の研究で、植物による日長の測定は、日照時間の長さを測っているのではなく、時刻を測っていることが明らかにされました。たとえば昼間にしばらく暗い時間帯を設置して、朝は早いが日照時間は冬のように短くした条件を作成しても、植物は日照時間の長い夏のように反応したのです。

＊ メリーランドマンモス：短日植物であるタバコの一品種で、葉が大きい。短日植物とは、一定時間以上の暗期をもつ光周期を与えないと開花しない植物。イネ，トウモロコシ，ダイズ，コスモス，キク，アサガオなど。

く休眠に入れるよう工夫しています。オオモンシロチョウは、光周反応を遺伝的に変化させることによって、地域の季節にあった生活様式をつくっているのです。

そのほか、渦鞭毛藻類のような単細胞の真核生物から、鳥類などの脊椎動物にまで、光周性の存在が証明されました。光周性応答には、光の波長の中で、青緑色のスペクトルがもっとも有効です。人も、雲一つない青空を見ると、心がなごみます。植物や昆虫の気持ちがわかるような気がしますね。

●季節と日照時間

人では、季節変化と関連する病気が知られています。季節性うつ病です。気分障害の発症に季節性があることは、ヒポクラテスの書にも書かれていますが、それが病気として認められたのは1984年、米国のローゼンタールの報告が最初です。毎年、冬になると決まって、うつ状態になる患者を集めて、夏と同じ日照時間になるように、光照射を行ったところ、高い成功率でうつ病が改善されたのです。

このように、生物は季節の変化に応じて、行動や成長などの、様々な変化をみせます。では、動物はどのようにして環境の変化を察知し、その変化に行動を順応させてきたのでしょう？　2008年になって、理科学研究所の上田泰己博士らは、名古屋大学の吉村崇博士らとともに、日照時間を感知する「春ホルモン」を発見しました。春、日照時間が長くなる（医学用語では、長日という）と、脳の中には246個の遺伝子が現れてきます。そのなかでも最も鋭敏に反応し、早く出現する遺伝子から、脳下垂体から分泌される甲状腺刺激ホルモンが、「春ホルモン」の役割を果たす主役であることを発見しました。このホルモンの分泌が引き金となって、身体は春が来たことを感知し、身体の中のいろいろな部分で様々な働きが開始されるのです。

その後、「春ホルモン」をつくりだす司令塔の役割をしている遺伝子がみつかりました。*Eya3*（アイエー3）という遺伝子で、「カレンダー遺伝子」と名付けられています。時計遺伝子のように1日のリズムで働くのではなく、1年のリズムで働く遺伝子のことです。時計遺伝子とカレンダー遺伝子が協同して働くことで、多重に存在する様々な時間のリズムが刻まれているのです。

地球上の生命は長い進化の過程で、地球の光環境に適応し、日照時間の変化に対処する術を、時計遺伝子とカレンダー遺伝子との組み合わせという仕組みを創出し、巧妙に体内に組み込んできたのです。生体リズムと太陽光とのかかわりが、ここにも垣間みられます。

4-7 リチャードソンの1・3年のリズム

心臓性突然死は、世界の心臓専門医が一同に会して議論を重ねても予測することができない、医学会にとって最重要課題の研究テーマです。予測できないために、突然死と呼ばれています。

最近やっと、医学の進歩は大きな第一歩を踏み出すことができました。植え込み型除細動器というアイデアが浮かび上がり、実用化にまでこぎつけることができたのです。重症の不整脈が起こる可能性がある人に、この機器を前もって身体の中に植え込んでおきます。すると生命(いのち)にかかわるような不整脈が出現したとき、この器機は自動的にそれを認識し、心臓に強い電流（AEDのようなショック電流）を流します。そしてこの不整脈を取り除いてくれるのです。この植え込み型除細動器が医療の現場に普及するようになり、かなりの頻度で突然死を防ぐことができるようになりました。

この植え込み型除細動器が作動した時刻は自動的にその器機の中に記録として残されていきます。あとでその記録を見直すと、突然死（したはず）の時刻を知ることができます。数多くの先進国で、国際診断基準に則った、突然死（したはず）の時刻の疫学データが蓄積されていますので、その記録を手に入れることは、比較的容易なことです。

世界中の数多くの地域でその記録が見直され、「心臓性突然死を予測したい、予測できないものか？」という研究がはじまりました。筆者らもハルバーグ教授とともにそのリズム解析を行いました。そして、そのリズム解析の結果をみて驚きました。

心臓性突然死には、1年のリズムとともに、1・2〜1・3年のリズムが抽出されていたのです。0・40〜0・45年のリズムもみられました。前者は1年の周期より少し長いので、トランス・イヤー（trans-year）リズムと、後者は半年の周期より少し短いので、シス・セミイヤー（cis-semiyear）リズム、と名付けられました。

この3つのリズムの出現は、地域によって異なることもわかりました。米国ミネソタでは、1年のリズムと0・40〜0・45年のリズムが、香港では1年のリズムだけが、ハンガリーでは、0・40〜0・45年のリズムだけが、そして日本では、1年のリズムと1・2〜1・3年のリズムと0・40〜0・45年のリズムのいずれもが抽出されていたのです。

突然死が、冬だけに多い、夏だけに多い、あるいは冬と夏に多いことが、地域によって異なるようです。そして何よりも、1・2〜1・3年のリズムがみられるということは、「いつも調子が悪い冬をやり過ごしてほっとしていた矢先、その2〜4カ月先に、急死した」という、ストーリーが成立し得ることになります。

心臓性突然死にみられる1・2〜1・3年のリズムや、0・40〜0・45年のリズムなどは、地球の公転や自転とは関連がありません。7日のリズムも同様です。このように太陽光とは関連しないリズム性のことを、筆者らは**ノン・フォーティック（non-photic）リズム**＊と呼んでいます。

生・老・病・死を導く「仕掛け」とも思われるこのリズムは一体何者なのでしょう？生命にこのリズムを刻んだのは誰なのでしょう？

この心臓性突然死に観察された、1・3年のリズムの由来はどこにあるのでしょう？筆者らは、宇宙のリズムにその起源があると推測しています。図22をご覧下さい。太陽風スピードの時系列データをスペクトル解析したものです。1年のリズムと同じように、明瞭な1・3年のリズムが抽出されています。それを最初に発見したのは、マサチューセッツ工科大学（ＭＩＴ）のジョン・リチャードソン（John Richardson）博士でした。それゆえ筆者らは、このリズムを、「リチャードソンのリズム」と呼んでいます。

＊ **ノン・フォーティック（non-photic）リズム**：太陽・月・地球の自転や運行に関連するリズムは、太陽の光の変化にともなうリズムであり、筆者らはフォーティック（photic）リズムと呼んでいる。一方、90 分や 1 週間あるいは 1.2 〜 1.3 年や約 500 年のリズムは、太陽の光の変化と直接的には関連していない。そのため、ノン・フォーティック（non-photic）リズムと称している。

私たちは、つい目に見える地球の公転と太陽との関係（すなわち1年のリズム）にばかりに目をとらわれてしまい、目に見えない1・2〜1・3年のリズムに気づかずにいたのでした。宇宙と生命とのかかわりは、光だけではなく、**太陽風***や**宇宙線**（120ページ脚註参照）など、非可視光線にこそ、その謎をとく鍵があるように思います。

太陽風のスピードの変化に観察される1・3年のリズム。それは太陽や宇宙を源として、地球に届けられる何らかのシグナルであるに違いありません。私た

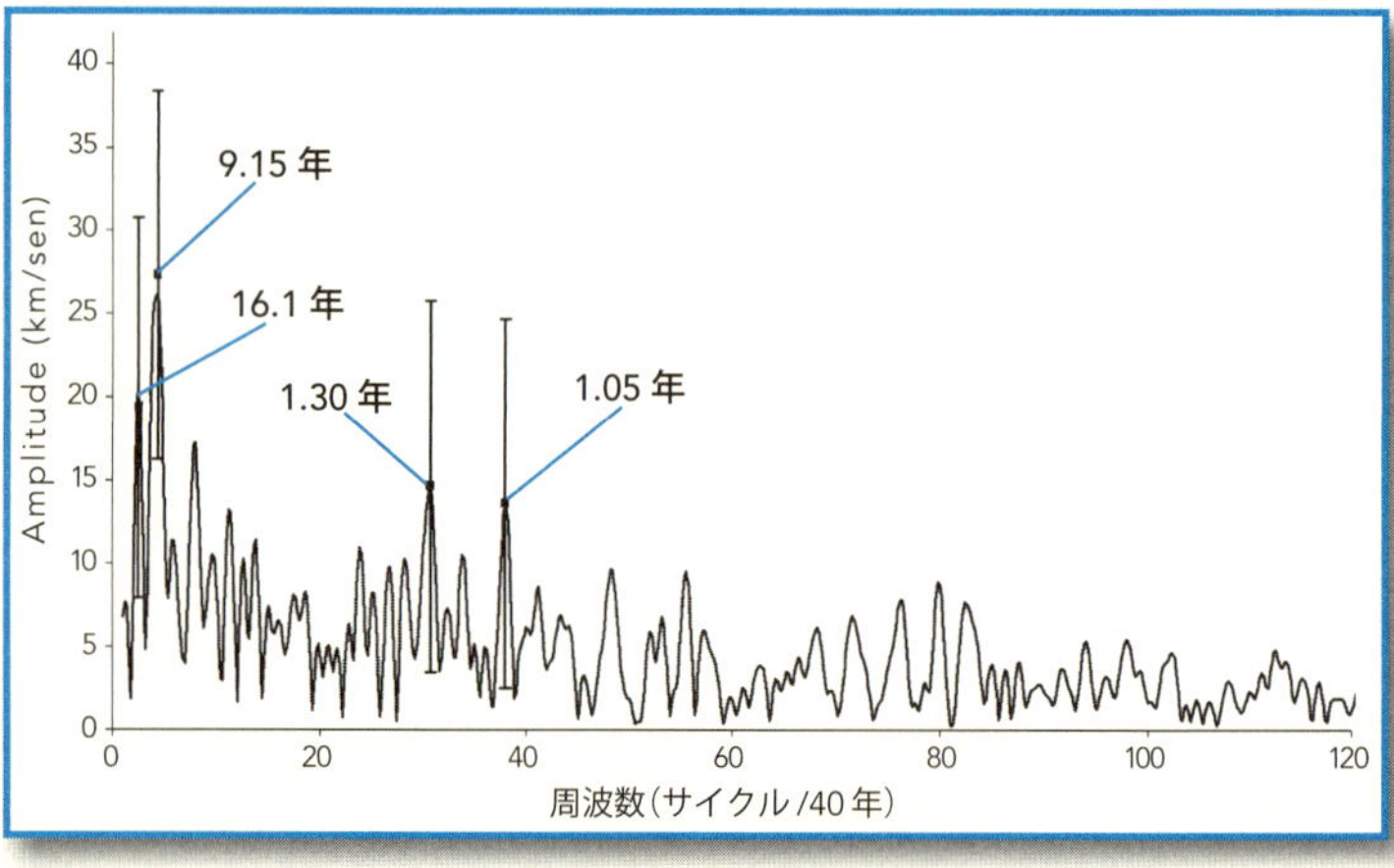

図22

太陽風スピードの変化に観察される1.3年のリズム

マサチューセッツ工科大学（MIT）のジョン・リチャードソン（John Richardson）博士の発見にちなんでこの1.3年のリズムを、筆者らは、「リチャードソンのリズム」と呼んでいます。

＊ **太陽風**：太陽からは光や電磁波が放射されているだけではなく、太陽の大気も宇宙空間に向かって常に吹き出されている。太陽が、宇宙空間に向かって吹き出す、太陽の風のようであることから、太陽風と呼ばれている。1951年、ドイツの天文物理学者ルードヴィッヒ・ビアマンがその存在を予言し、1962年、金星探査機マリナー2号によって確認された。太陽風の実態は、そのほとんどがプラズマと呼ばれる電離したガス。

ち人は、1・3年のリズムをはじめとする様々なリズムを、何億年もかけ、健康を保つためのコツとして、生命の中に刻み込んできたのです。

この太陽風のリズム解析に観察されたリチャードソンのリズムは、家庭血圧の15年間の記録の解析からも抽出されました。1・3年とほぼ同じ1・2年のリズムとして抽出されていました（図23）。この1例が物語る興味深い点は、太陽風の1・3年のリズムが消失した1998年から、ほぼ1年遅れて、血圧にみられていた

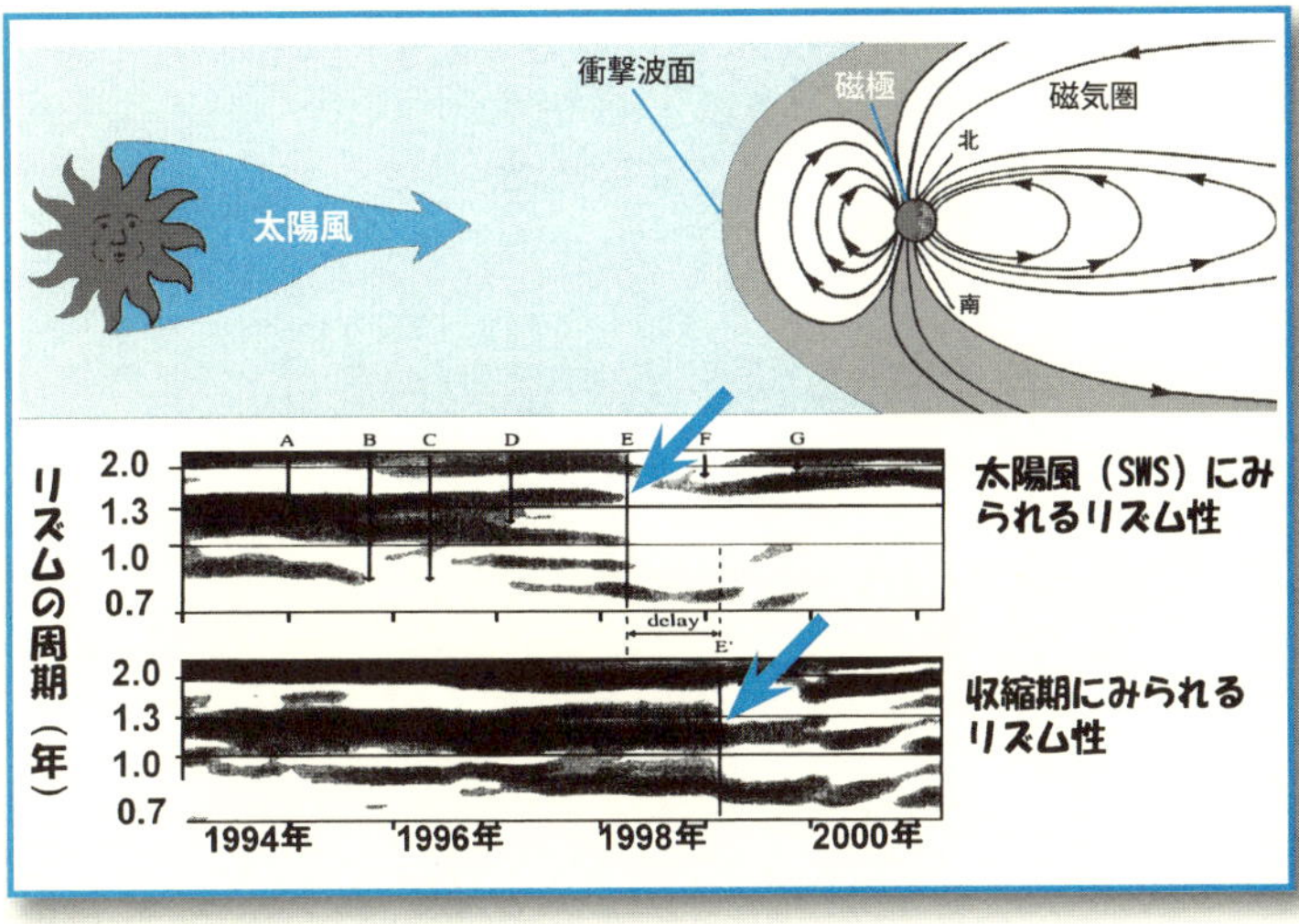

図 23

家庭血圧の 15 年間の記録からも抽出された 1.2 年のリズム

太陽風のスピード（図中、SWS）のリズム解析には、1.3 年のリチャードソンのリズムが観察されます。家庭血圧の 15 年間の記録の解析にも、1.3 年とほぼ同じ 1.2 年のリズムがみられます。興味深いことに、太陽風の 1.3 年のリズムが消失してから（上の青い矢印、1998 年）からほぼ 1 年遅れて（下の青い矢印、1999 年）、血圧の 1.2 年のリズムが減弱しています。血圧に及ぼす太陽風の影響が、なぜ 1 年も遅れて家庭血圧のリズムに現れてくるのか、その理由はまだわかりません。しかし少なくとも、太陽活動の影響が太陽風を介して、地球の人々の生命活動に影響を及ぼしていることを示す興味深い解析結果です。

1・2年のリズムも減弱していたことです（図23下の青い矢印）。

血圧に及ぼす太陽風の影響が、なぜ1年も遅れて現れてくるのか、その理由はまだわかっていません。しかし、少なくとも、太陽の影響が、太陽風を介して地球に住む人々に影響を及ぼしていること。太陽活動の変化のリズム（この場合は、1・3年のリズム）が、血圧の変動性のリズム（この場合は、1・2年のリズム）に影響を及ぼしているという事実だけは推測することができると思います。人の生命（いのち）の営みは、太陽風を介して太陽と密接に対話しながら、太陽のリズムをコピーしていることを推測させます。

果たして本当に、太陽活動は人に影響している、と考えてよいのでしょうか？

そこでもう一つ、別の研究結果を紹介したいと思います。ミネソタ大学のハルバーグ教授の一行は、その後、モスクワを訪れました。そこに住む人々の血圧と心拍数の変動性を調べてみたのです（図24左）。モスクワは、比較的北極に近いため、地磁気擾乱の影響を直接受けていると考えたのでした。太陽活動が盛んになり、強い太陽風の影響を受けて、地磁気擾乱が起こったとき、人々の血圧心拍数はどのように変動するのでしょう？

オーロラとは、太陽の大気であるコロナが太陽風となって地球大気に衝突するときに発せられる光です。ハルバーグ教授らは、地磁気擾乱が起こり、天空をオーロラが舞った日の、その前後2日間の血圧と心拍数を観察してみたのです。すると、地磁気擾乱が起きたとき、そこに住む人々の血圧が下がり、脈拍が増えていることがわかりました（図24左）。

太陽活動が活発になると、地球周辺の地磁気が擾乱し、天空には美しいオーロラが舞います。それとともに人の生命（いのち）の営みにも明らかな影響が及んでいるようです。

そこで続いて、心筋梗塞とオーロラとの関係を調査してみました。オーロラをみた

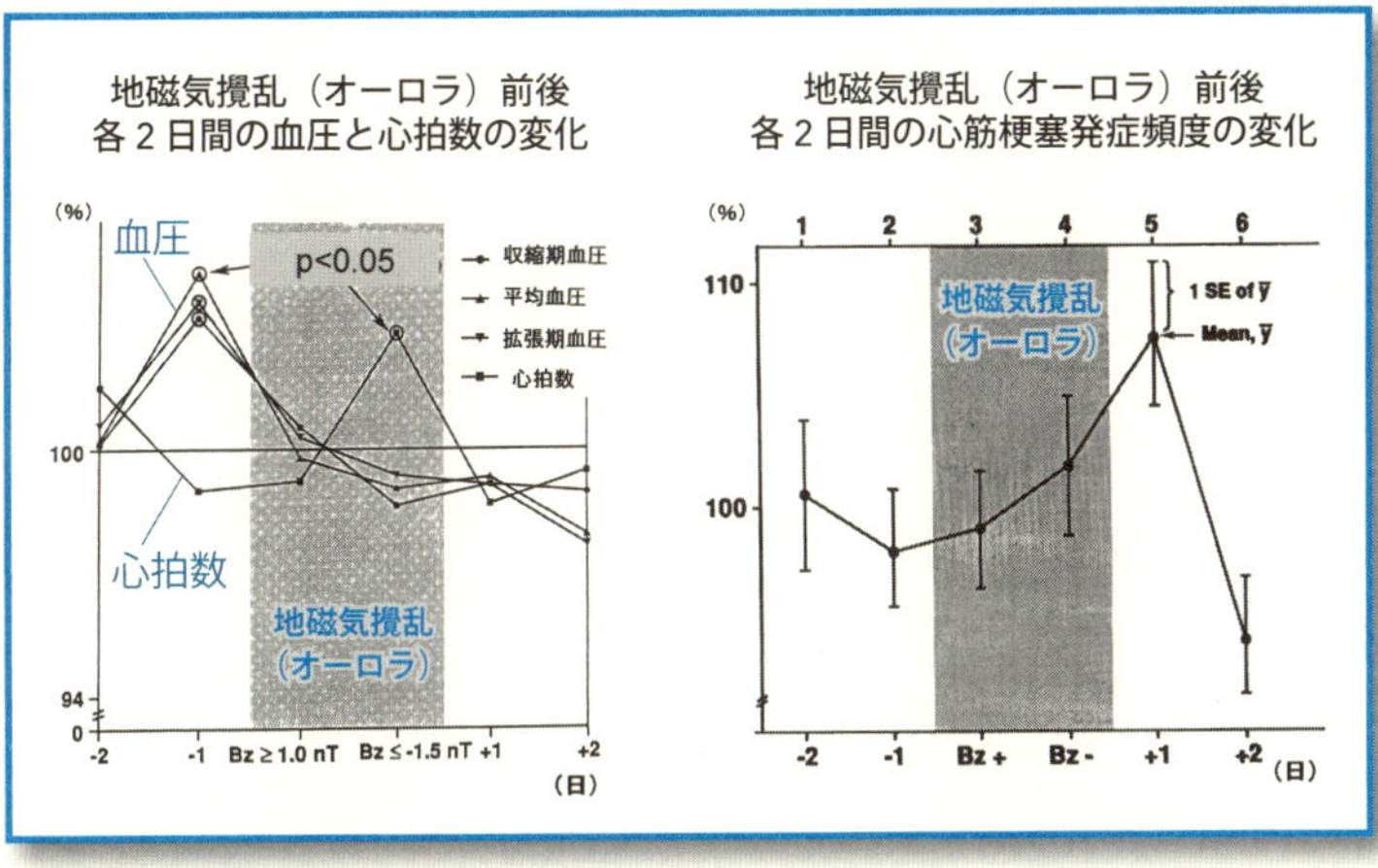

図24

地磁気擾乱が人の血圧と心拍数、そして心筋梗塞の発症に及ぼす影響

地磁気擾乱が起こり、天空にオーロラが舞った日は、そこに住む人々の血圧が下がり、脈拍が増えていました（図左）。続いて、心筋梗塞とオーロラとの関係を調査した結果、オーロラを見た630万人のうち85,819人が心筋梗塞を発症。その発症頻度は、オーロラが出た翌日にもっとも多くみられています（図右）。

630万人を対象に調査した結果、8万5819人の人が心筋梗塞を発症していました。そしてその発症頻度は、オーロラが出た翌日にもっとも多かったのです（図24右）。太陽活動が強まり、強い太陽風が吹くと、北極周辺ではオーロラが舞います。その翌日、心筋梗塞になる頻度が増えるという報告です。

美しいオーロラを見て感嘆する！　そのようなきれいごとではなかったのです。オーロラは心臓病をもたらす美しい顔をした悪魔（？）なのかもしれません。

筆者は、太陽活動と人の生命活動との関連を、もっと他の方法で確認したいという思いに感奮し、北極圏を訪れてみることにしました。北極に最も近く人々が住む国、ノルウェーに行ってみることにしました。ノルウェーの中でも最北端のアルタという町を検査の地に選びました。そこは太陽活動が、直接人々に影響を及ぼしている極地です。アルタのすぐ隣町にトロムソという町があります。ここにはトロムソ大学があり、地磁気観測所が大学の中に設置されています。

アルタに住む人々の心電図を7日間連続記録しました。ホルター心電図を7日間連続して装着し、心電図記録から得られる自律神経活動の変化を記録したのです。地磁気はトロムソの観測所のデータを用いました。心電図記録を行った7日間の地磁気の変化を同時に観察し、地磁気擾乱が自律神経活動に及ぼす影響を調査したのです。

地磁気擾乱は、人に重大な影響を及ぼしていました。人の健康を維持する重要な自律神経の働きを妨害していたのです（図25）。検査に協力してくださった18人の大学生のすべての人に、同じ所見が観察されました。人の健康度を表現する指標に、「f分の1ゆらぎ」というものがあります。オーロラが出ると、「f分の1ゆらぎ」が妨害され、外界の刺激（たとえば、寒冷刺激や

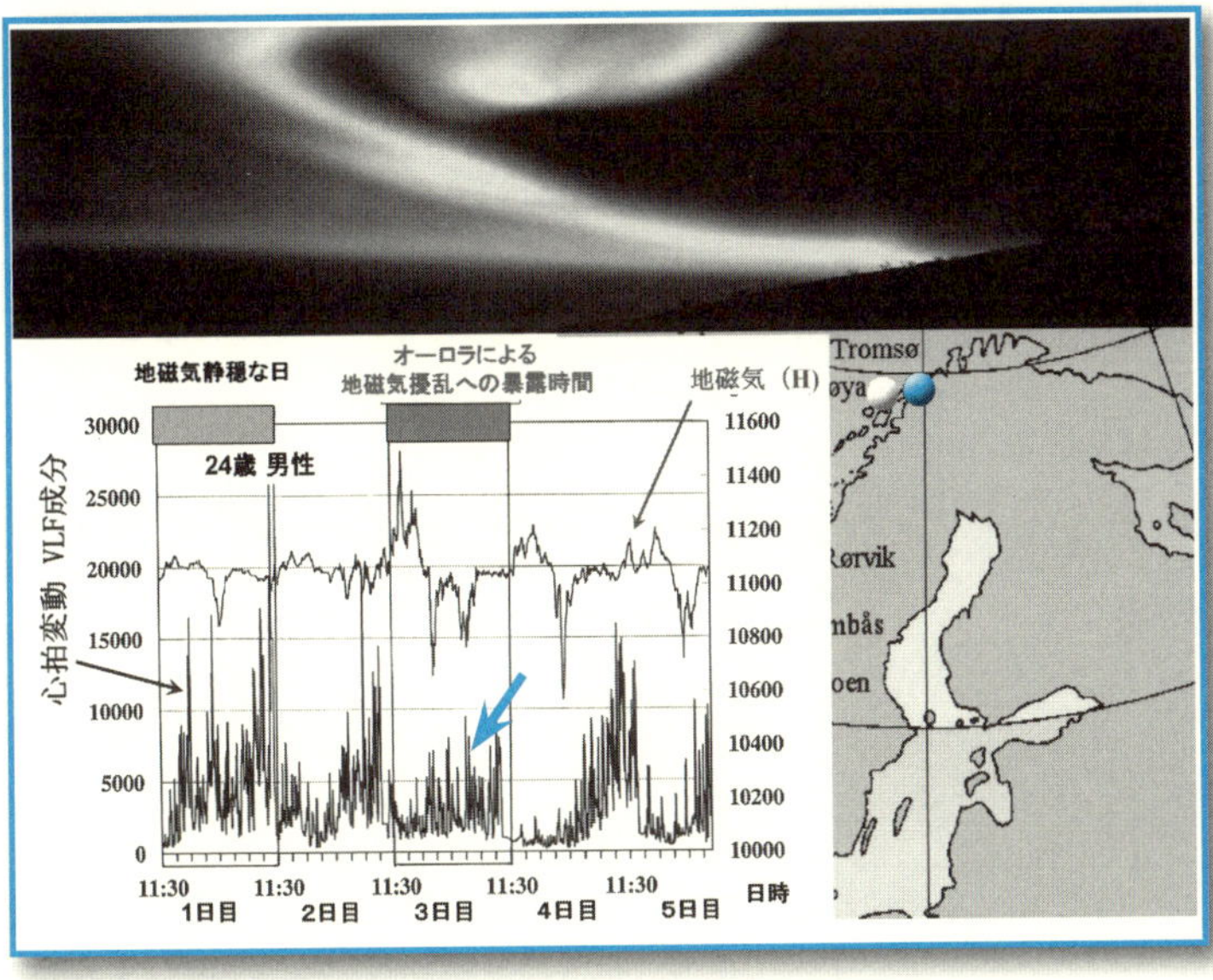

図 25

オーロラは、健康を守るために働いている自律神経活動を抑制する

心拍変動 VLF 成分は、人の健康を守るために重要な働きをしています。副交感神経活動の強さを表す指標でもあります。スカンジナビア半島のノルウェーアルタ市の位置を青丸、トロムソ市の位置を白丸で示しています。天空に美しいオーロラが舞うと、人の健康を維持するために働いている自律神経（図中、心拍変動 VLF 成分）が減弱している様子（図中、青の矢印）がわかります。

精神的ストレス）に対する抵抗力が無くなっていることもわかりました。その妨害効果は、なんと2日〜3日間も継続していたのです。オーロラが出た翌日に心筋梗塞が多いと述べたハルバーグ教授の報告を裏付ける成績でした。そしてその原因は、自律神経調節の異常と、数日間続く「f分の1ゆらぎ」の消失でした。

まさに宇宙と人の対話です。いずれの研究結果も、それが今も続いていることを示しています。

さて、心臓性突然死に観察された1・3年のリズムに話を戻しましょう。

フィリピンのダヴァオ（東経126度北緯7度）における、赤ん坊誕生のリズムを調べてみました。1993年から2003年までの11年間の記録を用いて**クロノミクス解析***を行いました。予想通りそこには、1年のリズムとともに、より明瞭な1・3年のリズム性が抽出されていたのです。

次いで、欧州スロバキアでの1989年1月から2004年12月までの脳梗塞（6094例）の、発症頻度のリズム解析を行ってみました（図26）。予測したとおり、1年周期よりも長い1・92年のリズム（ファー・トランス・アニュアルリズム）が抽出されました。くも膜下出血と脳出血発症頻度のリズム解析でも、各々、1・

＊ **クロノミクス解析**：図27に表した様々な時間単位の周期性のことを、クロノムと称しています。クロノミクスとは、ゲノミクス、プロテオミクス、メタボロミクスという言葉と同様に、クロノムを学問する研究分野です。ある時系列の中に潜むクロノムを数理的に抽出していくために、様々な手法を用いて解析を進めます。これがクロノミクス解析です。

29年と1・17年のリズム性が見いだされています。太陽活動にみられるリチャードソンのリズムは、血圧だけではなく、病気の発症頻度にまでその影響を及ぼしていたのです。

筆者らは、ミネソタ大学のハルバーグ教授とともに、太陽・月・地球に由来するリズムからは想定できない意外なリズムに注目しています。1・3年のリズムもその一つです。サーカディアンリズムだけではなく、宇宙が奏でるリズムのすべてを、われわれ人類は生命（いのち）の中にコピーしていると想像しています。これまでの調査研究で見いだし得た、

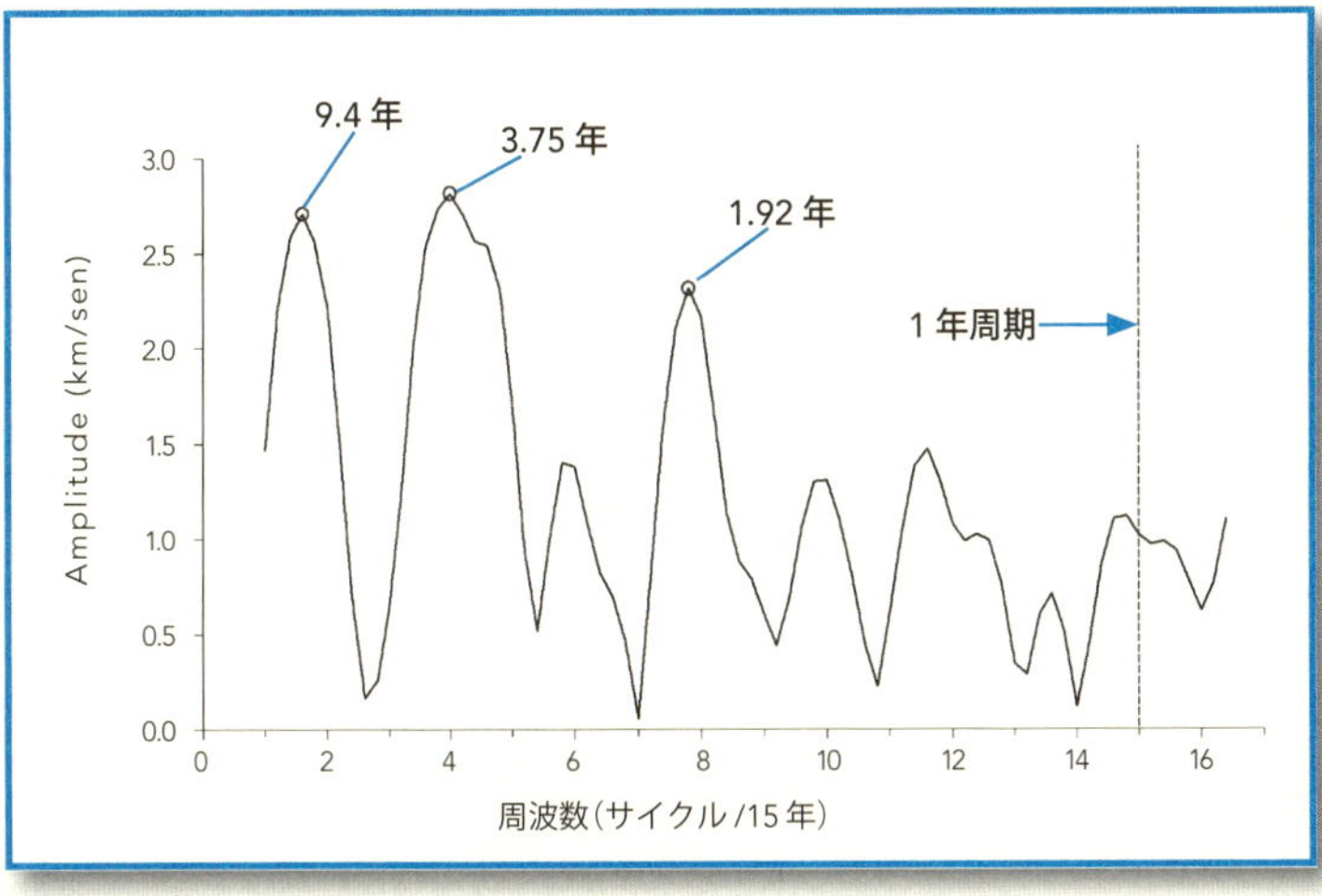

図26

脳梗塞発症にみられる1.92年のリズム

欧州のスロバキアでの1989年1月から2004年12月までの脳梗塞（6094例）の発症頻度をスペクトル解析した。1年のリズムよりも長い1.92年のリズム性が強く検出されています。1年よりも0.2年以上長いリズム性ですので、ファー・トランス・アニュアルリズム（図27参照）が抽出されたことになります。このようなリズム性があることを理解しておかないと、「予期せぬ脳梗塞でしたね」とか、あるいは発症が予知できない脳梗塞と診断されてしまうことになります。

生命に宿る様々なリズムに、筆者らは図27のような名前を付けています。実にいろいろなリズムがあることに驚きます。

前述したとおり、思いがけず現れるのが突然死です。全世界の知能が一堂に会して、知恵を出し合い、策を練るのですが、どうしても予知することができません。なぜなのでしょう?

筆者は、老子の言葉にあるように、目に見ない情報に、だれも気づいていないからだと推測しています。カントの言葉から推測されるように、だれ一人として見極めていない信号が隠れているのだと思います。人が宇宙のスペクトルに対応し、適応の所産として、よりよく生きていくために獲得した機能が生体リズムなら、宇宙からのシグナルと、生体現象として抽出されたシグナルとの間に、何らかの対話があるはずです。その声に耳を傾けることが必要です。

地球に住む生物の持つこれらのリズムの意味は何なのでしょう? 今後、その一つ一つの意味を明らかにしていきたいと願いつつ、研究を重ねています。

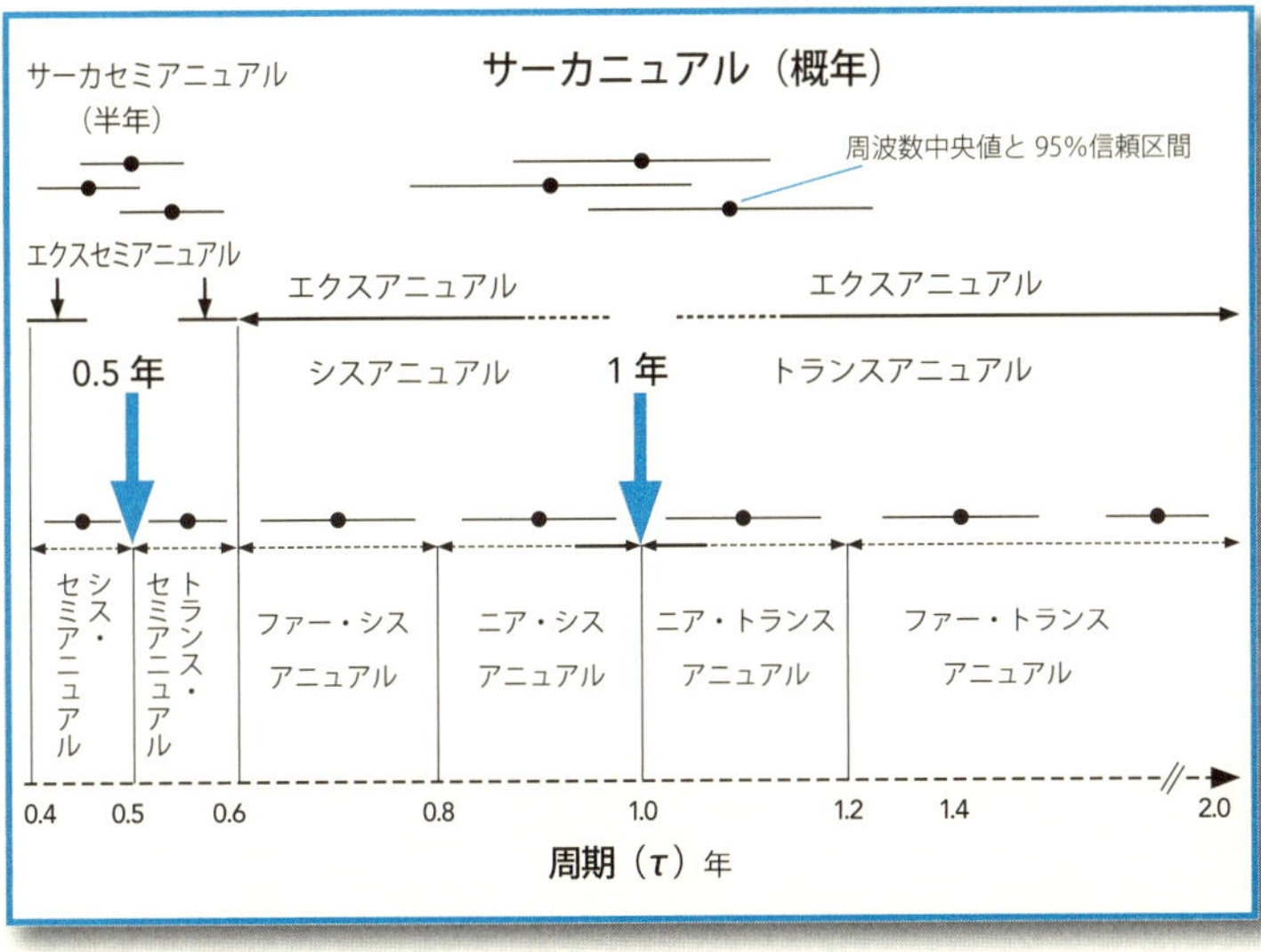

図 27

1.3 年リズムのように、太陽・月・地球にその起源が推定される様々な周期性の名称

人をはじめとして地球上の生命に見いだされる様々な周期性の名称。人は、太陽・地球・月との関連性だけでは想像できない、数多くのリズムを持っています。予測できない事象ではないことを強調するため、ミネソタ大学のハルバーグ教授は、あえてこのような複雑な名称を定義しました。

シスアニュアルとは、1 年よりも少し短いリズムという意味です。その中には 1 年よりも 0.2 年以上短いファー・シスアニュアルリズムと、1 年よりもほんの少し短いニア・シスアニュアルリズムとが含まれます。トランスアニュアルとは、1 年よりも少し長いリズムという意味です。その中には 1 年よりも 0.2 年以上長いファー・トランスアニュアルリズムと、1 年よりもほんの少し長いニア・トランスアニュアルリズムとが含まれます。

シス・セミアニュアルとは、半年よりも少し短いリズムという意味で、トランス・セミアニュアルとは、半年よりも少し長いリズムという意味です。

エクスアニュアルとは 1 年の範疇から離れたという意味で、エクスセミアニュアルも同様に半年の範疇から離れたリズムを意味します。

4-8 太陽のリズム（シュワーベ周期とヘール周期）と生命活動のリズム

これまで自然と人のリズムの普遍性とその不思議を、様々な観点から紹介して参りました。この章では、太陽活動（図28）と地球上の諸現象にみられる、10・5年周期（シュワーベSchwabe周期）と21年周期（ヘールHale周期）について紹介します。

クロノミクス解析法を用いると、太陽活動のリズムと人の生命活動との相互相関を見

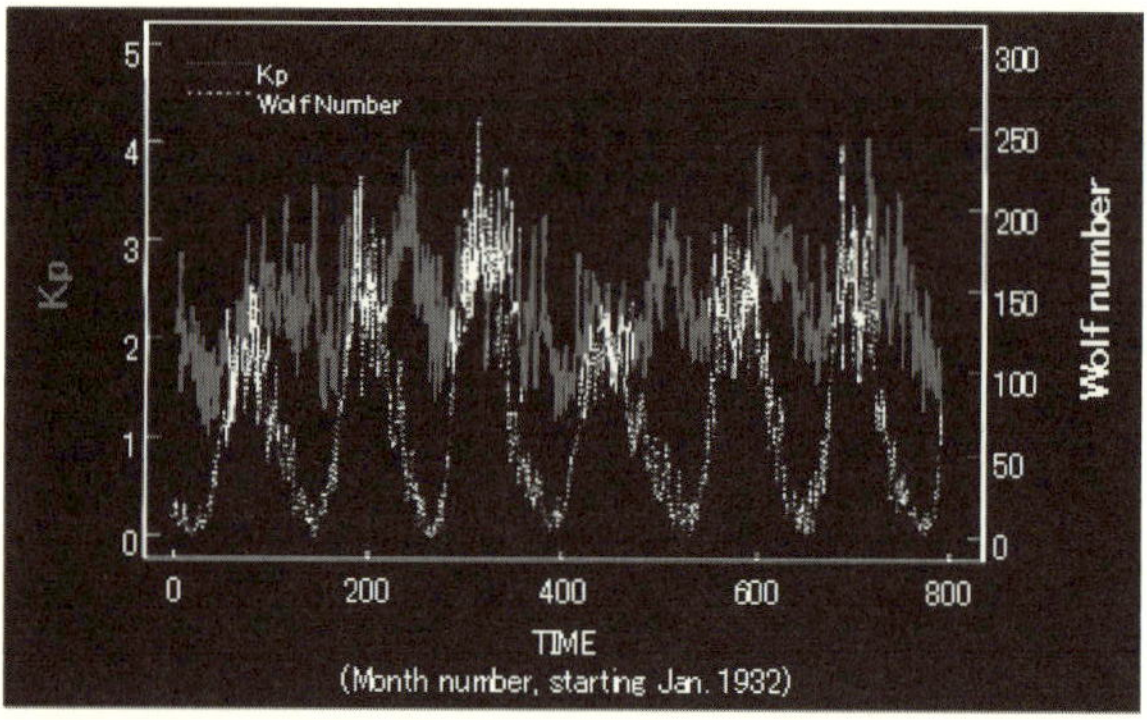

図28

地磁気指数（Kp）と太陽黒点（Wolf number）にみられる周期性

横軸の単位は月です。200カ月ごとに目盛りがふられています。縦軸は、地磁気指数（Kp）と太陽黒点（Wolf number）です。

太陽活動には、10.5年周期（シュワーベSchwabe周期）と21年周期（ヘールHale周期）があることはよく知られていますが、この図から読みとれることは、地磁気指数（Kp）は太陽黒点数（Wolf Number）が多い時期とともに、少ない時期にも高いことです。太陽活動が高いときにオーロラが天空を舞いますが、それは黒点数が最も多いときと、最も少ないときとによく見られることと一致します。さて、地震と黒点との関係ですが、地震の発生は、太陽黒点が最少になる時期に多くなることが知られています。

いだすことができます。図29は20・5歳のときから38年間記録し続けた家庭血圧の変化です（図中折れ線グラフ）。血圧の変化が、太陽黒点の変化（すなわち、ヘール周期：21年周期）と近似していることがわかります。

宇宙と人との不思議なかかわりが、ここからも推測されます。

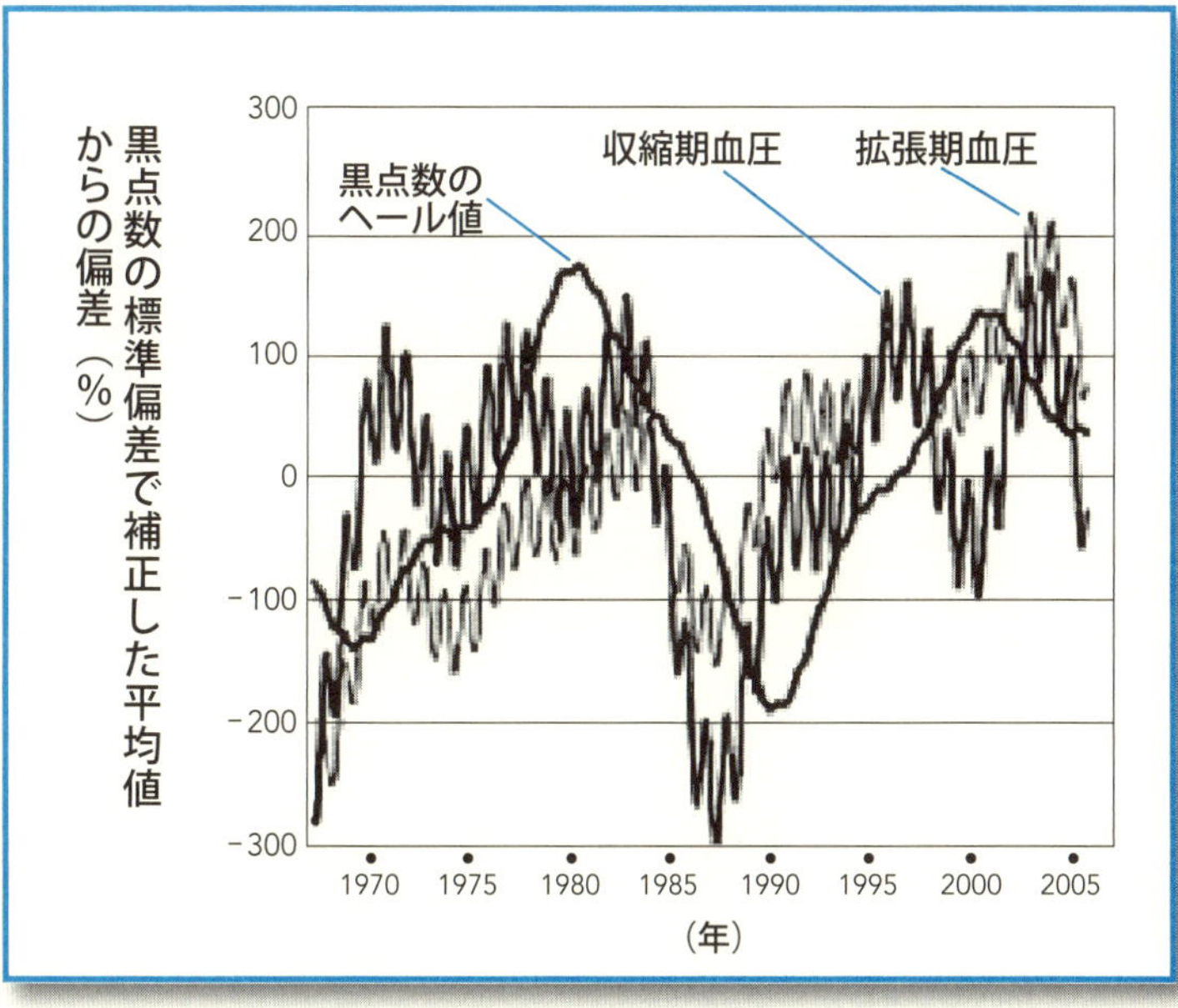

図29

太陽黒点の周期と極めてよく一致して変動する血圧

38年間の家庭血圧の変動が、太陽黒点のヘール周期（約21年の周期）と極めてよく一致していることに注目して下さい。家庭血圧の収縮期血圧も拡張期血圧も、いずれも太陽黒点の増減と極めてよく一致しています。

人の生命活動が、宇宙のできごとに、強く影響を受けて変動していることをうかがわせる、興味深い1例です。

4-9 万葉人も知っていたのか？ 人と宇宙との対話

人は宇宙と対話しつつ、生きていくための効率を高める工夫を重ねてきました。

この第４章では、いろいろな生体リズムに焦点をあてて、筆者らがこれまでに観察してきた科学的根拠を、できるだけていねいに、そしてできるだけわかりやすく実例をあげて解析してきました。もっとその詳細を知りたい方は、終章の参考文献に紹介している著書や科学論文に目を通していただければと思います。

筆者らがノルウェーの亜北極圏で行った実験では、地磁気擾乱が起きたとき、すなわち、オーロラが亜北極圏の天空を舞ったとき、人の生命活動は敏感に、そして繊細に反応していました。直ちに、自律神経活動の副交感神経系が抑制され、続いて生命活動の1/fゆらぎが乱れはじめました。血圧は低下し、脈拍数が増え、オーロラが出た翌日、心筋梗塞の発病が増えました。

地磁気の影響を直接受ける北極圏に住む人は、今も、宇宙のいろいろな現象の変化に呼応して反応し、それが病気の発症にも関連していたのです。

それでは、古代の人々も、人と宇宙とのこのような対話に、気づいていたのでしょうか?
筆者は、少なくとも1200年前、たとえば万葉人は、そのことに薄々気がついていたのではないかと想像しています。そのことを示唆する歌が、万葉集の中に詠われているからです。そのことに注目して、万葉人の心を推し量ってみたいと思います。

「わがさかり　いたくくたちぬ　雲に飛ぶ　薬食むとも　またをち(若変)めやも」

万葉集、5巻847番の歌

山上憶良(660—733)の歌とも、大伴旅人(665—731)の歌ともいわれています。二人は晩年、筑紫の国で巡り会います。憶良は、晩年、国守(知事)として筑紫(福岡県)に赴任します。そこには大宰師(大宰府長官)として赴任していた大伴旅人がいました。そこで二人は互いに影響し合いながら、「筑紫歌壇」という歌の世界を築き上げていきます。

この歌はそのとき(60代半ば以降)に詠んだ歌とされています。一般的には、「雲の上を飛ぶという仙薬を飲んでみても、また若返ることはなかろう」、というような解釈で理解されています。

それを時間医学の視点から、読み直してみたいと思います。この章で紹介してきましたとおり、人は太陽や銀河系、そして大宇宙の影響を受けながら、代を重ねるごとに適応し、進化してきました。時計遺伝子をつくりだし、生体リズムを獲得しました。今も宇宙と対話しつつ、進化を重ねています。憶良や旅人は、万葉寒冷期という気候変動の最中に生まれ、育ち、生き抜いてきました。自然と闘い続けた一生を振り返り、宇宙からのシグナル（雲に飛ぶ薬）に、あるいは気がついていたのかもしれません。それがこの歌だと思われます。

「わたしの身の盛りは、すっかり過ぎてしまった。空に飛んでいるという仙薬を飲んで、何とかして若返りたいものだ」と詠み、そして、「しかし、それも無理なことであろう」と嘆いた。

「この歌には、そのような二人の思いが込められていた」、と解釈すれば、この万葉集、5巻847番の歌は、いっそう魅力的になります。

太陽活動の周期は、太陽黒点の数の推移で表現されます。しかし、ガリレオ・ガリレイが自身で製作した望遠鏡で、太陽黒点の観察をはじめたのは1610年です。

それより以前の太陽活動の記録は、望遠鏡以外の手法に頼らざるを得ません。屋久杉の年輪や、大気中の$^{14}C/^{12}C$濃度から、地球に入射する宇宙線の量を推測することで調査することができます。調査された気候変動の歴史から、７世紀ころに「万葉寒冷期」があったことが、明らかにされています。

万葉集は、６００〜７５９年ごろに詠まれた歌で、日本で最も古い歌集です。このころの日本は、豪族間の争いが絶え間なく、不安定な世でした。６０４年に聖徳太子が憲法十七条を制定し、「和」の精神を尊びました。やっと律令政治がはじまったかにみえましたが、６２２年に太子が49歳の若さで没したころから、気候は急速に寒冷化します。いわゆる万葉寒冷期がはじまります。大雪・長雨・大飢饉・飢餓死・盗賊・ハエの大群などの天災・人災が続いていきます。寒冷気候のもと、政治は大きく混迷し、６４５年・大化改新、６６７年・大津京遷都、６７２年・壬申の乱および飛鳥浄御原宮遷都、７１０年・平城京遷都と、世の中は乱れに乱れていきました。

このような時代背景にあって、詠みつがれた歌が万葉集なのです。

それゆえ万葉集には、その時代に生きた人々の悲哀が、切なく詠い込まれています。なかでも山上憶良の歌には、老病死や貧への思いが深く、社会的な矛盾を鋭く批判する歌が数多くあります。

万葉寒冷期という気候変動の時代に生きた歌人であったからこそ、「人と宇宙との対話」に耳を傾けることができたのではないか、その妙を読みとることができたに違いないと、筆者は想像しています。

地球とともに、私たちの身体も自転しています。地球に住む生物は、太陽や銀河系惑星、あるいは大宇宙の星々と、様々な形で対話をくり返しています。そして、宇宙のリズムを生命（いのち）の中に刻み込み、安全に生きのびるための仕組みを組み込んできました。それが体内時計です。

前述の（5巻 847番）歌には、不老長寿への思いが強く込められていますが、なかでも、「雲に飛ぶ　薬食むとも」という言葉は、筆者の心に強く響きます。あたかも万葉人が、「地球に住む生物の生命を癒す薬は、宇宙（そら）にあるのだ。私たちは宇宙から生まれてきたのだ」と、私たちに語りかけているような気がしてなりません。

時間医学の真髄に通じる思いを、すでに1300年前の時代に生きた万葉人も持っていた。

「万葉人も、人が宇宙と対話していることを知っていたのかもしれない？」と強く筆者の心に響いてきます。

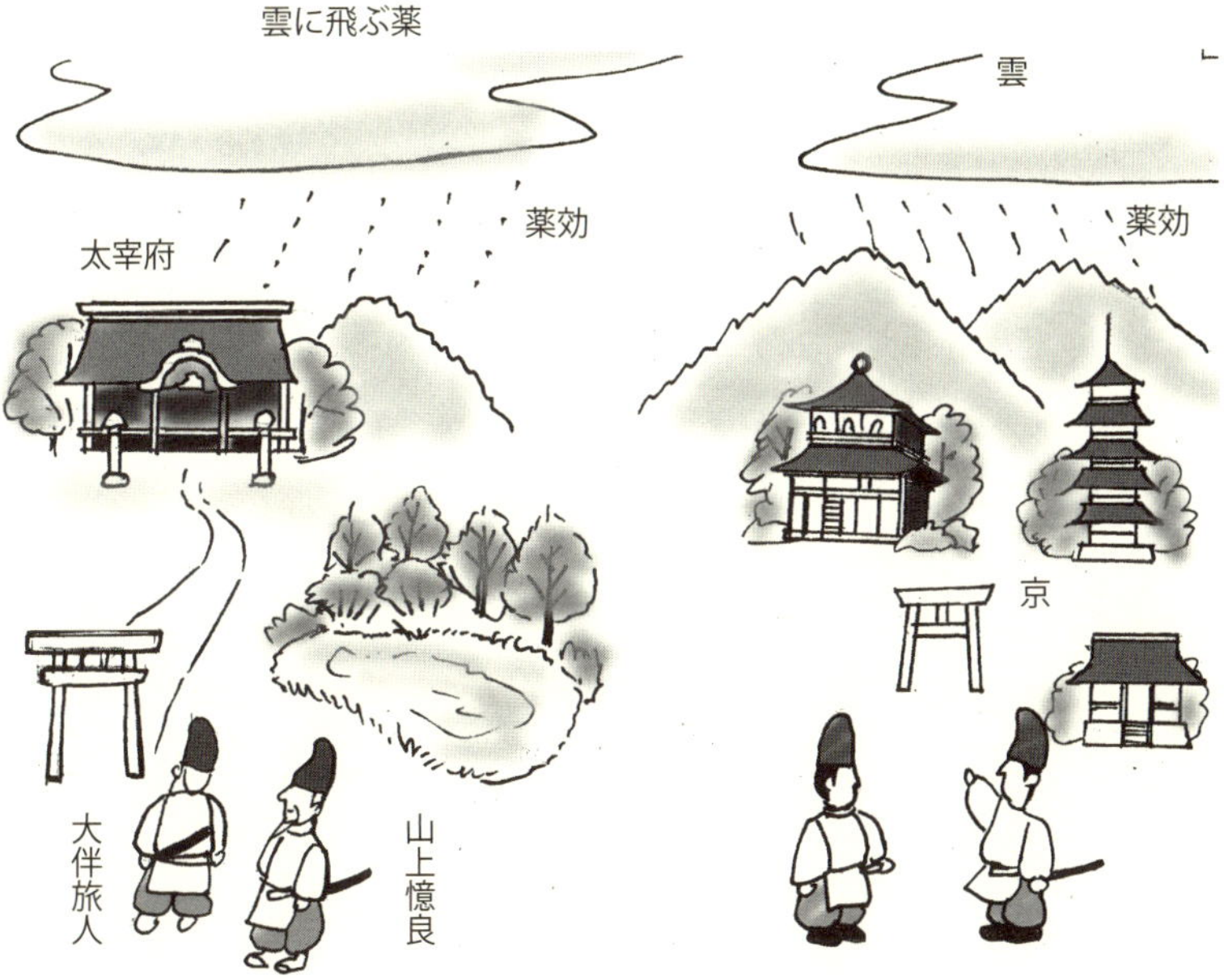

図 30

万葉集に詠われたころ

万葉集に詠われた、「雲に飛ぶ　薬食むとも」という文言が興味深い。人をはじめとして、地球上の生命は、数億年の年月をかけて、宇宙から降り注ぐ様々なリズムを、生命（いのち）のなかに刻み込んだ。時計遺伝子を中心とする生物時計という時計機構である。この神々からの生命の刻印が薄れてきたとき、それを修復する薬が、雲に乗って飛んでくる。雲に飛ぶ薬を食むことで、人はいつまでも健康を保つことができる。そのように願った万葉人は、日ごとに老いてゆくこの身を、何とか若返らせてほしいと、強く願った。願いつつ詠んだ歌が「わがさかり　いたくくたちぬ　雲に飛ぶ　薬食むとも　またをち（若変）めやも」。

この万葉の詩をそのように解釈すれば、いかにも古人が偲ばれて、懐かしい。

4-10 文化的活動にみられる500年の周期

10・5年周期(シュワーベ周期)と21年周期(ヘール周期)、そしてそれよりも長い周期性についても紹介しておきたいと思います。なかでも筆者らは、宇宙にみられる約500年の周期に注目しています。しかし、500年周期を解析するためには、太陽黒点や地磁気活動の観察記録では、記録長が短く十分ではありません。それゆえ、そのリズム解析には、巨樹の年輪を用いています。樹木の中には、極端に寿命の長いものがあり、たとえば米国カリフォルニア州には、ブリッスルコーンパインというマツの一種があって、一番の年寄りの木は4700歳を越えています。

筆者らは、米国カリフォルニアの巨木セコイアの年輪、2189年間分のデータをスペクトル解析してみました。セコイア11本の平均値を計算し、年輪の時系列データとしました。スペクトル解析の結果、これまでの地球の気候変動に様々な周期性があったことがわかりました。筆者らはなかでも、約500年の周期性に注目しました。ほかの周期性に比べて、そのリズム性を表わすパワー値が一段と大きかったからです。年輪によく似た縞模様をつくるものに石筍がありますが、その彩色の解析においても、約500年の周期性を抽出することができました。

そこで筆者らは、人の文化的活動の周期性に注目し、著名な歴史研究者や詩歌・小説家が現れ活動した状況、あるいはめざましい物理学の発展などの、文化的活動の周期性を解析してみました。何と文化活動にも、約500年の周期性が見いだされたのです。

図31にその各々の周期（リズム）と標準偏差を示

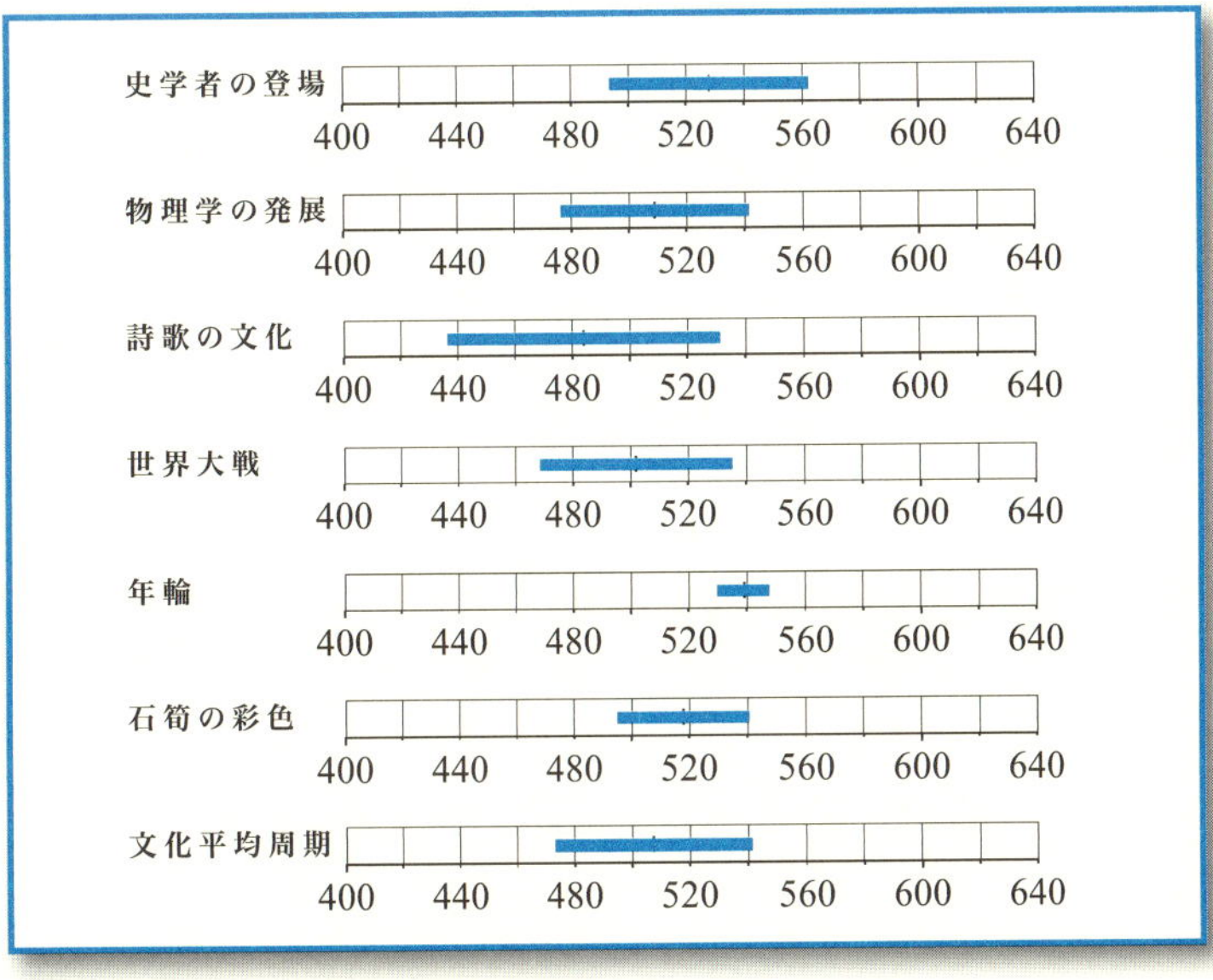

図31

歴史学・物理学・文学などの創造的文化活動にみられる約500年の周期性

歴史、物理学、文学、あるいは世界規模の戦闘などが、500年という長い周期でリズミカルに繰り返していることがうかがわれます。年輪や、石筍の彩色の変化にも同様のリズム性がみられることは、太陽活動が直接的・間接的に、気候に影響し、人や地球上の生命に影響を及ぼしていることを推測させます。人は、宇宙活動の変動に影響され、新しい文化や風土を育んできたということになります。歴史学・物理学・文学など、人の創造的文化活動に、500年の周期性が見いだされる源は、人をとりまく宇宙（大宇宙・銀河系・太陽系・地球・生態系など）の環境にあることが推測されます。

しています。太陽活動は直接的・間接的に、気候に影響し、人は気候の影響を受けて、常に新しい文化や風土を育んできました。それゆえ、歴史学・物理学・文学などの創造的文化活動にも、５００年の周期性が見いだされると推測しています。

病気の発症は、近代医学の基本哲学である「ホメオスタシス」の立場だけからでは、決して予知することはできません。クロノミクスの立場から健康とは何か、正常値とは何かを考え直すことこそが必要です。

病気を予知し、病気にならないための工夫を抽出し、健康寿命を予測して行くことを目標とした学問体系。これがクロノミクスです。このようにして、生命とは何か、健康とは何かを考察していきます。哲学的な言い回しで述べてみると、クロノミクスとは、『「生命と環境との相互作用の力学」を解読するグローカルな（遺伝子・細胞レベルから個体までを、一瞬から永年を、地域から地球規模を考慮した）学問体系』ということになります。

chapter

5

生体リズムが乱れると生活習慣病になる

5-1 生体リズムの乱れと高血圧

高血圧の背景の一つには、生活リズムの乱れがあります。最近の研究から、昼間高く夜低いという血圧のサーカディアンリズムも、時計遺伝子が統括していることがわかってきました。

生体リズムの乱れが高血圧や糖尿病などの生活習慣病や、骨粗しょう症（あるいは、骨過形成）や癌の原因でもあることが明らかにされています。この項では、血圧リズムをつくりだす時計遺伝子について解説したいと思います。

コアとなる時計遺伝子の転写のリズムには、サーカディアンリズムがあります。そのほかの時計遺伝子には、活動期に増え休息期に減るもの、その逆のもの、リズムが明瞭でないものなど、様々なものがあります。このうち、血圧リズムをつくっているのはどの時計遺伝子でしょうか？

血圧のリズムをつくりだす時計遺伝子についての研究は、時計遺伝子の変異マウスや、時計遺伝子をノックアウトしたマウスを観察することにより確認されていきました。その結果、それらのマウスの血圧リズムに異常が見いだされました。これには、腹部大動脈に穴を開けてカテーテルを挿入し、テレメトリーという送信器を腹腔内に留置して、血圧を連続測定するシステムが用いられました。

１９９３年、ドイツのレンマー（Lemmer）博士らは、特殊な高血圧遺伝子を組み込んだ高血圧のモデルラット(transgenic TGR (mREN2) 27)を作成しました。そのラットでは、血圧のサーカディアンリズムのピーク（サーカディアンリズムにあてはめた余弦曲線の頂値の位相）が、活動量のサーカディアンリズムとは一致せずに、約12時間ずれていました。つまり活動時間帯に血圧が低くなり、睡眠時間帯に血圧が高くなるという、通常の血圧リズムとは12時間の位相のずれがみられたのです。

レンマー博士が作成した、この遺伝子組み換えラットの観察結果が意味することは、「血圧リズムは必ずしも活動量の多寡に依存しているのではなく、生物時計の指令に従って変動している」ということです。

この仮説を検証するためにレンマーの弟子のビッテ（Witte）博士は、１９９８年、この高血圧ラットの中枢時計（視床下部視交叉上核：ＳＣＮ）を破壊してみました。その結果、予想通りに、活動量と血圧リズムの逆転が消失したのです。血圧のサーカディアンリズムが、活動量のリズムとは関係なく、生物時計の指令に従ってつくりだされていることを証明した最初の実験でした。

中枢時計を破壊すると、血圧のリズムが消えることは以前からも知られていました。しかしその理由は、活動リズムが消えるからだろうと考えられてきました。それゆえ、この研究結果は、血圧のサーカディアンリズムも生物時計に統括されていることを示した画期的な発見だったのです。

この発見以来、どの時計遺伝子が、どのように血圧リズムを発現しているのかを探求する研究が重ねられていくことになります。レンマー博士が作成した高血圧モデルラットとは別のラットやマウスでも、数々の研究が重ねられました。その結果、血圧のリズム異常にかかわる時計遺伝子が少しずつ明らかにされたのです。

通常、生命活動のサーカディアンリズムをになう上で、最も中心的な役目を果たしている時計遺伝子は、*Per 2* です。それゆえ、血圧のサーカディアンリズムを奏でる時計遺伝子の探求にも、まず *Per 2* に白羽の矢がたてられました。当初、*Per 2* の変異マウスでは、血圧サーカディアンリズムにおける明瞭な異常を見いだすまでには至らず、サーカディアンリズムの周期が少し短くなるだけの変化しか観察されませんでした。それでも *Per 2* のかかわりを信じて、多くの研究が積み重ねられていきました。その結果、昼と夜の血圧（収縮期血圧と拡張期血圧のどちらも）の変化が小さくなることが見いだされました。少しだけ、いわゆるノン・ディッパー（non-dipper）型の血圧（46ページ図8参照）になるようです。しかし、その変化量は小さく、臨床的に意味のあるほどではないこともわかりました。

●時計遺伝子 *B-mal 1* と *Clock*

その後、様々な遺伝子変異マウスを用いて、数多くの研究が追試されました。今では、血圧リズムを調整しているのは、時計遺伝子 *B-mal 1* と時計遺伝子 *Clock* であろうと考えられています。２００７年に、時計遺伝子 *B-mal 1* をノックアウトしたマウスで血圧サーカディアンリズムに異常がみられること、時計遺伝子 *Clock* に変異があるマウスでも血圧のサーカディアンリズムが消失していることが確認されました。

B-mal 1 遺伝子欠損マウスでは、活動期・休息期の血圧とも低くなり、なかでも活動期の血圧低下が大きいため、血圧のサーカディアンリズムがほぼ完全に消失していました。低血圧型の24時間血圧異常といえます。このラットでは、心拍のサーカディアンリズムも消失していました。この *B-mal 1* 遺伝子欠損マウスでは、血液中のアドレナリンやノルアドレナリンという副腎からのホルモン（あわせて、カテコラミンという）の合成や代謝機構に変化がみられました。これらのカテコラミン濃

度が、活動期・休息期とも著しく減少していたのです。カテコラミンは交感神経の働きの目安にもなります。それゆえ交感神経と副腎機能の働きが低下していることが、血圧リズムの消失の理由であると考えられます。*B-mal 1* 遺伝子欠損マウスでは、血圧リズムの異常とともに、血栓形成（出血したときに、出血を止める働きを持つ）のサーカディアンリズムも著しく乱れていました。

一方、*Clock* 遺伝子変異マウスでも血圧のサーカディアンリズムが消失していました。休息期の血圧が高くなることが原因で、サーカディアンリズムのダブル・アンプリチュード（47ページ図9参照）が3分の2程度にまで減少し、ノン・ディッパー型の高血圧となっています。血圧とは異なり、活動期の心拍数は少なくなっており、心拍数のサーカディアンリズムも消失していました。*Clock* 遺伝子変異マウスで血圧サーカディアンリズムが乱れる原因には、

（1）休息期の血中アルドステロン（副腎からのホルモンの一つ）濃度が低くなること

（2）飲水量が少なくなっていること

（3）血中カリウム濃度が低いこと

があります。そして、副腎を摘出し副腎機能を取り除くとサーカディアンリズムが

回復することから、副腎を介したリズム異常であることが推察されています。最近、*Clock* 遺伝子変異マウスでは、食塩を過剰に負荷すると高血圧が発現しやすいこと、その背景にはアルドステロン生成にかかわる酵素が関係していることが見いださされ、注目されています。

当時、筑波の産業技術研究所にいた勢井宏義博士らも、*Clock* 遺伝子変異マウスを用いて、血圧と心拍の概日リズムを検討しています。*Clock* 遺伝子変異マウスでは血圧の振幅が低下しノン・ディッパーを呈すること、そして血圧のサーカディアンリズムの位相が後退していることを見いだしました。勢井らは副腎を摘出する手術により、血圧振幅の低下とノン・ディッパーが回復すること、しかし、血圧リズムの位相のずれは修正できないことをつきとめ、副腎が血圧サーカディアンリズムの振幅（すなわち、ノン・ディッパー型高血圧）を規定する要因であると提唱しています。さらに血圧リズムの位相のずれの要因を探求し、血漿中のアルドステロン濃度の低下がその原因であることを推察しています。

２０１０年、京都大学の岡村均教授により、時計遺伝子 *Cry* も血圧のサーカディアンリズム異常に関係することが発見されました。*Cry1* と *Cry2* のダブルノックアウトマウスでは、血圧が急激に上がり、サーカディアンリズムも消失することを観察したのです。

なぜ血圧が上がり、リズムが無くなるのでしょう？

そこで血液の中の成分を詳しく調べていきました。その結果、アルドステロンというホルモンが高くなっていることを見いだしました。アルドステロンは、血液中のナトリウム濃度を上げるホルモンです。つまり、食塩を過剰に摂取したときの状況と同じになるのです。*Cry1* と *Cry2* のダブルノックアウトマウスでは、アルドステロンの分泌異常を起こす、Hsd3b6 という酵素が過剰につくり出されていました。正常のマウスでは、Hsd3b6 が約24時間のリズムで変動しますが、時計遺伝子の無いマウスではそのリズムがなくなり、1日中過剰に存在していたのです。その結果、アルドステロンが高くなり、高血圧になって、血圧のサーカディアンリズムもみられなくなっていたのです。

食塩感受性とノン・ディッパー型高血圧との関連が注目されていますが、時計遺伝子 *Cry* はこのような仕組みで血圧リズム調節に関与していると推測されます。

5-2

生体リズムが乱れるとメタボリック症候群になる

生活リズムの乱れは、時計遺伝子の乱れとなり、メタボリック症候群などの生活習慣病を引き起こします。

その最初の報告が、２００５年の米国科学雑誌Scienceに掲載されました。時計遺伝子*Clock*に異常のあるマウスでは、睡眠・覚醒や活動・摂食のリズムに異常がみられるだけではなく、成長とともに生後7〜8カ月で、高血圧や脂質異常症が現れはじめメタボリック症候群になったのです。遺伝子異常のないマウスに比べて、血液中の中性脂肪やコレステロールが、それぞれ２０・６％、１５・６％も高く、血糖値も２３・８％も高いこと、高脂肪食で飼育すると、コレステロールや中性脂肪、血糖の上昇の程度がいっそう大きくなり、糖尿病になってしまったのです。時を刻むという役割を果たしていたはずの時計遺伝子が生活習慣病と関係していたのです。

これは、どうしてなのでしょう？　この時計遺伝子異常のラットでは、食欲を抑制するホルモンであるレプチンや食欲を促すオレキシンの濃度に異常が生じ、食欲の調節障害をもたらしていることがその原因でした。時計機構が睡眠・覚醒リズムにだけではなく、食欲に関与していたのです。その後の追試実験で、この論文に記載されている事実が、必ずしも正確ではないとの意見が交わされ、この論文を契機に時計機構と生活習慣病とのかかわりを追求する数多くの研究がはじまりました。

それらの研究成果から以下のことがわかってきました。不規則な生活をくり返していると、体内時計のリズムが乱れ、概日リズムに異常が生じてきます。すると、身体の様々な機能が正しく働かなくなり、生活習慣病や骨形成リズムの異常、あるいは発癌など、いろいろな病気が発現することになると今では考えられています。

一方、乱れた生活リズムを整える、規則正しい生活習慣をくり返すようになると、やがて体内時計のリズムは正常化し、時計遺伝子のサーカディアンリズムも回復してきます。その結果、正常な概日リズムが回復し、身体の様々な機能も正しく働くようになり、生活習慣病も軽快することが明らかにされています。

生体リズムの乱れから生じた肥満や高血圧、あるいは糖尿病や高コレステロール血症は、生活リズムを改善することにより中枢時計の乱れが改善され、数週間の内に軽快します。

中枢時計の改善だけではありません。たとえば、２００７年には、心筋細胞という末梢の組織にある時計細胞の異常と病気とのかかわりも注目されました。心筋細胞を培養し、明暗照明条件を地球の自転よりも4時間短い20時間でくり返します。やがて心筋は拡大し、収縮力が低化して、心不全になってしまったのです。そこで、明暗照明条件を地球の自転と同じ24時間にもどしてみました。その結果、数日後に、心筋細胞の時計遺伝子（*Per2* と *B-mal 1*）のリズムが正常化したのです。そして、心筋の収縮力も改善し、やがて心不全は軽快し消失してしまいました。

これは、生活リズムの異常が、生体リズムを介して病気を引き起こしていることを、見事に証明した有名な実験です。乱れた生活リズムを整えると、心不全が消えてしまうとの記述は、なかでも魅力的な発見だと思います。

日本大学薬学部の榛葉繁紀博士は、*B-mal 1* に着目し、数多くの研究成果を報告しています（図32）。*B-mal 1* は、高血圧や糖尿病とのかかわりが注目されている時計遺伝子です。脂肪細胞には白色脂肪と褐色脂肪があり、脂肪細胞の分布する場所によって、皮下脂肪と内臓脂肪に区別されます。**メタボリック症候群**＊とは、内臓脂肪が増えた病態のことです。メタボリック症候群では、皮下脂肪にある

＊ **メタボリック症候群の診断基準**：日本人は肥満の程度が欧米人とは異なることから、いろいろ議論されてきたが、2005年4月に、日本内科学会が中心となって、次の4つの基準を満たす場合と定義された。

（1）上半身の内臓のまわりにつく肥満（腹部肥満あるいは内臓脂肪型肥満と呼ばれる）があること。へその位置でのウエスト径が、男性では85cm以上、女性では90cm以上

（2）程度の軽い血糖値の上昇（空腹時の血糖値が110 mg/dl以上）

（3）程度の軽い高脂血症があること（中性脂肪が150 mg/dl以上と高いか、善玉コレステロールが40 mg/dl未満と低いこと）

（4）程度の軽い高血圧（上の血圧が130以上、あるいは下の血圧が85 mmHg以上）

肥満があって、残り（2）～（4）の項目の中で、2項目以上当てはまれば、メタボリック症候群と診断される。

*B-mal 1*は正常に働いていますが、内臓脂肪にある*B-mal 1*の働きが乱れているというのです。*B-mal 1*と加齢・寿命とのかかわりについては後述しますが、なかでも脂肪組織に著しい退縮がみられるのが特徴です。

*B-mal 1*は脂肪酸合成を促進し、脂肪酸の分解を抑制することによって脂肪細胞を蓄える役割をになっています。生活習慣病の治療が行き詰まっている方は、是非ともご自

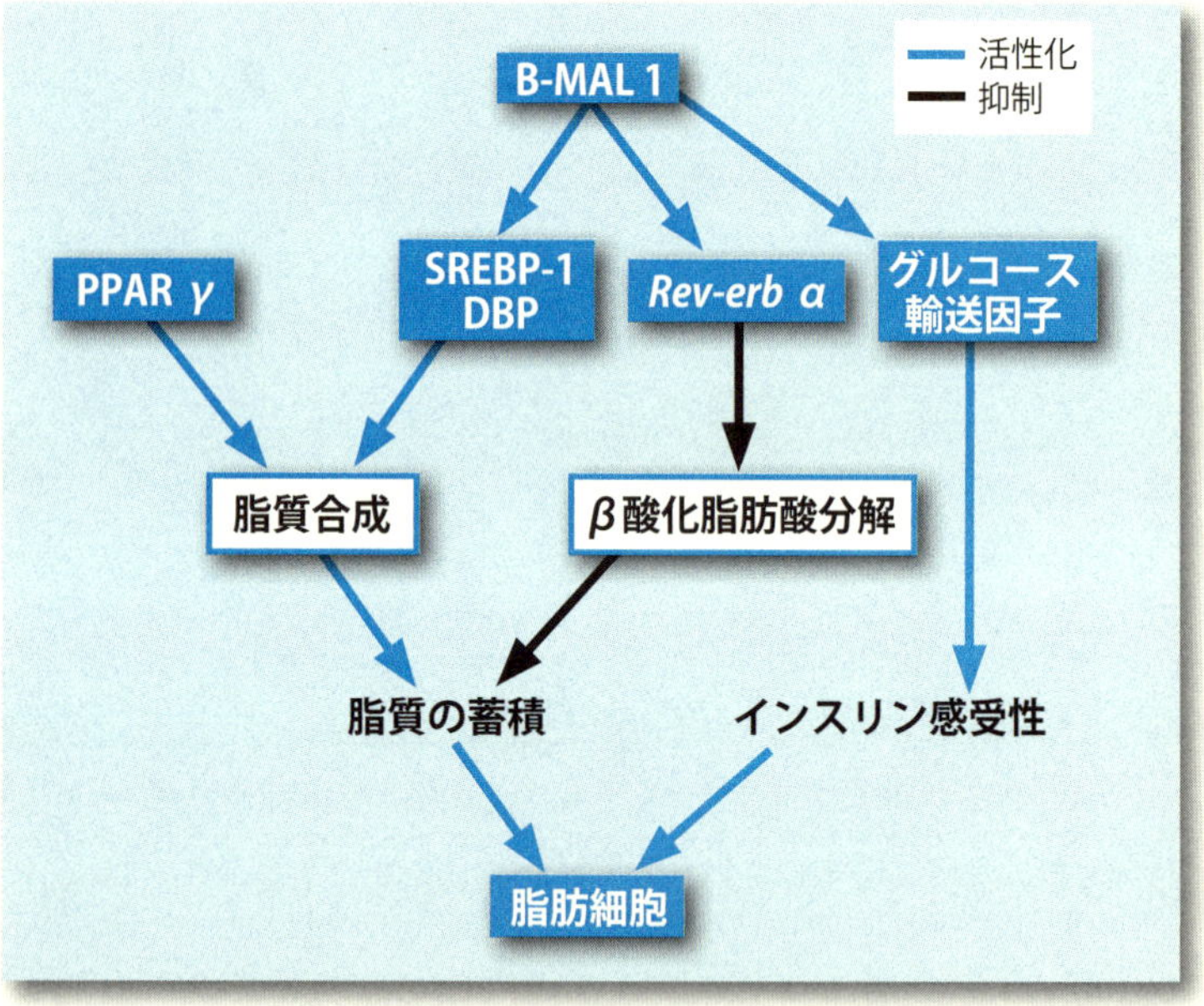

図 32

B-mal 1による脂肪細胞分化制御

この図は、人の生体内の糖・脂質の代謝が、時計遺伝子によって制御されていることを簡略に表したものです。時計遺伝子*B-mal 1*は、脂肪酸合成因子ならびにグルコース輸送因子の発現を誘導するとともに、脂肪酸分解因子の発現を抑制して、細胞内に脂肪の蓄積を促進すること。その過程には、核内受容体のPPAR γや*Rev-erb α*が関与していることが端的に示されています。

（榛葉繁紀博士、日本大学薬学部の総説論文より引用）

分の生活リズムを見直してください。体内時計が正しく動いているか否かを見極めて、もし、血圧や脈拍、あるいは体温やホルモンのサーカディアンリズムに異常がみられた場合には、是非、生活リズムを見直し、ご自分の体内時計の針を正しくあわせるべく工夫してみてください。意外にあっという間に、病気が治ってしまうことになるかもしれません。

筆者は今、奈良大学の中畑泰治博士の研究に注目しています。中畑博士は、２００８年から立て続けに、興味深い論文を発表しました。体内時計が肥満やメタボリックシンドロームをはじめとする代謝性疾患と

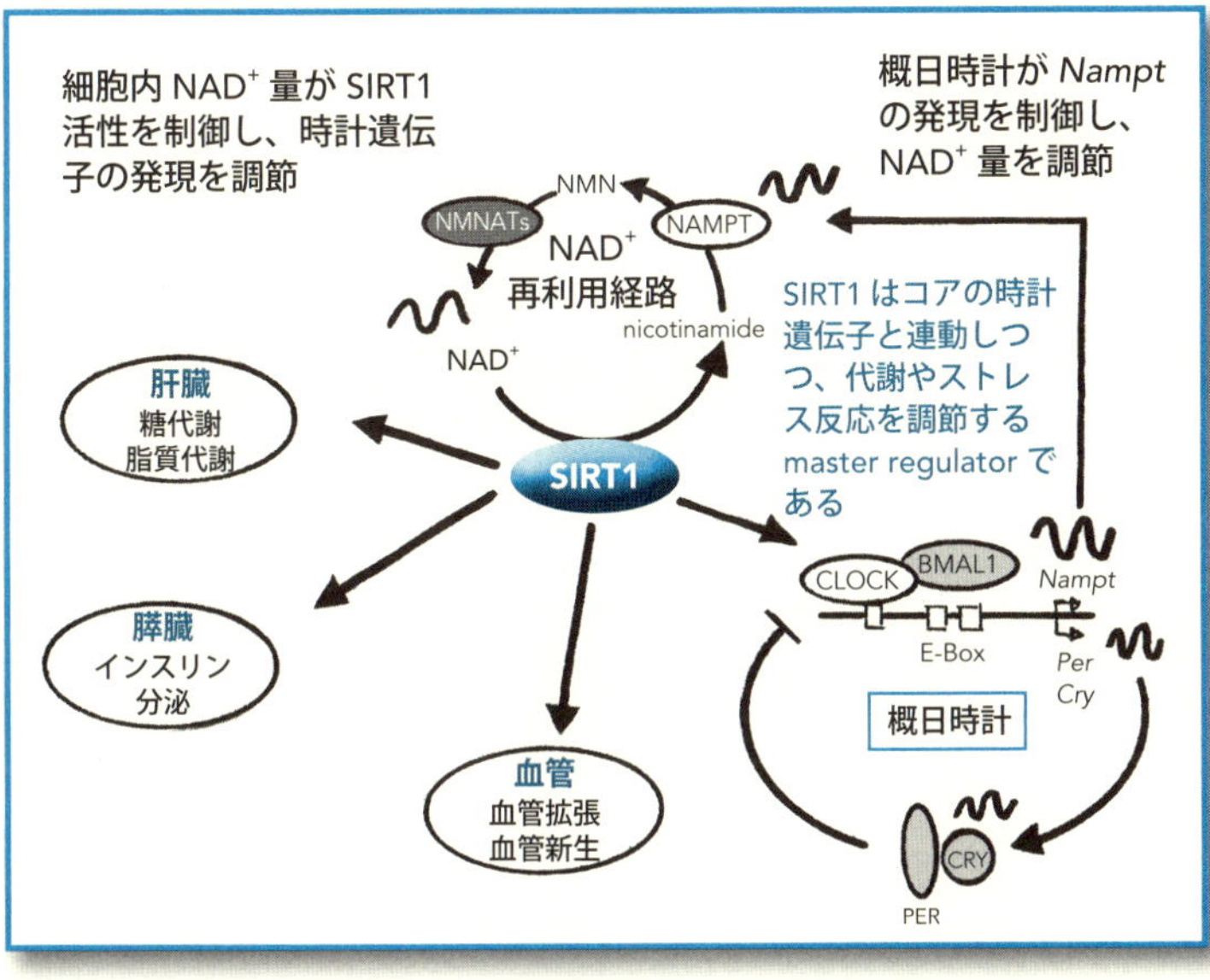

図 33

代謝を調節するサーチュインと時計機構

SIRT1 は NAD+ に依存して概日時計遺伝子発現を調節している。

（中畑泰和　心臓 2011; 43; 140 より引用改変）

強く関連し、寿命とのかかわりもわかってきたというのです。代謝に関連する酵素にも、サーカディアンリズムを呈する遺伝子が数多く含まれていますので、この発想には真実味があります。中畑博士は、その中でサーチュインファミリーに注目しました。

サーチュイン（SIRTと略す）は、NAD^+依存性脱アセチル化酵素というもので、他の視点からの研究でも、老化や寿命の新たなキーワードとして注目されています。哺乳類では、７つのサーチュイン（SIRT1~7）が存在しますが、中でもSIRT1に最も注目しています。中畑博士は、サーチュインファミリーと体内時計との関係を結びつけ、体内時計による代謝調節の仕組みを、分子レベルで初めて証明しました（図33）。規則正しい生活リズムが、サーチュインの活性バランスを正常化し、細胞レベルから生体機能の乱れを改善することにより、肥満やメタボリックシンドローム症候群を根本的に治癒することができると唱えています。

5-3 生体リズムが乱れると糖尿病になる

規則正しく「朝ごはん」をとる生活を繰り返していると、それが刺激となり体内時計の針を調整することができます。最近の研究から、この時計の針を調整する仕組みには、視床下部視交叉上核（ＳＣＮ）にある中枢時計（親時計）が関与していないことがわかってきました。いわば、視床下部視交叉上核を経ない、バイパスのような仕組みがあるようです。乳児でまだ目が十分に見えないときのリズムの形成がこの仕組みを使っています。また、老人になって白内障で目が見えなくなった時、この仕組みを利用して生体リズムを正しく刻むことができるようになります。事実、視交叉上核を壊した動物でも、規則正しい食事により大脳の時計遺伝子のサーカディアンリズムが整えられることが実験的に確認されています。

それでは、朝食・昼食・夕食のうち、どれがもっとも力強く時計の針を整える作用を持っているのでしょう？　その答えは朝食でした。夕食には時計の針を調節する作用がほとんどみられなかったのです。朝食と昼食の中間にとるブランチの効果は、最悪でした。研究対象となった動物にブランチをとらせると、朝・昼・夜の区別がわからなくなってしまったのです。きちんと一定の時刻に朝食をとることが、生体リズムを整えるのに最適であることがわかりました。

それでは、朝食はどれぐらいの量をとればよいのでしょうか？　カロリー数をいろいろと変化させて、時計の針がどれくらい動くか調べられました。どれもほとんど違いがみられませんでした。一方、朝食と夕食のカロリーバランスについても調べられました。朝食の量が十分であれば、夕食が少なくても影響がみられませんでした。夕食を過重に多くとると、時計の針が遅れてしまうことがわかりました。すなわち、体内時計の針を正しい時刻に調整するには、

（1）一定の時刻に朝食をとること

（2）朝食のカロリー数はたとえ少量でも効果があること

（3）夕食を過量にとり過ぎると時計の針は乱れ、朝食の効果が弱くなる

以上が大切です。

それでは、朝食に何をとれば最も効果的なのでしょう。コーヒーだけで十分か？身体によいといわれているマメがよいのか？　米やパンのような炭水化物がよいのか？　この答えはまだ十分には明らかにされていません。心のこもった温かい食事を、できるだけ豊富な数の材料を用いて、彩りよく戴くことこそ最良だと思います。

●糖尿病と時計遺伝子

体内時計の働きに異常があると、なぜ糖尿病になるのでしょうか？

たとえば、*Clock* という時計遺伝子の働きがおかしくなったマウスに、高脂肪食を与えると肥満になることがわかっています。高コレステロール食を与えると脂肪肝になります。一方、時計遺伝子に異常があるのではなく、乱れた生活をくり返し、生体リズムがみだれ、体内時計がくるった場合に、コンビニで買った高脂肪食や高カロリー食ばかりを食べていると、肥満になり、やがては糖尿病になってしまいます。

さらに最近では、時計遺伝子 *Clock* 変異マウスや、時計遺伝子 *B-mal 1* を分子生物学的に体内からとり除いたマウスでは、インスリンが少なくなり糖尿病になることが報告されました。また、時計遺伝子 *Cry* に異常があるとインスリン感受性が低下する（かくれ糖尿病になる）ことが明らかにされています。1型糖尿病（インスリン欠損型糖尿病）のマウスでは、中枢時計の時計遺伝子 *Per2* のサーカディアンリズムが乱れていますが、定期的に規則正しくインスリン投与をくり返していくと、時計遺伝子 *Per2* のサーカディアンリズムが改善されることも確認されています。

このように生体リズムがくるうと様々な病気を引き起こします。規則正しく、適切な食事をとることは、生活が乱れがちな人々の健康を守るキーポイントといえます。

5-4

生体リズムが乱れるとコレステロールが高くなる

最近の研究から、時を刻む仕組みがうまくいかない動物で、いろいろな代謝異常が起こることが報告されています。生体リズムを正しく維持することが、様々な病気の発症を予防すると考えられるようになったのです。

そこで食事量の比率を朝、昼、夕と様々に変えてみたら、どのような病気が起こるかが調査されました。コレステロールが多い食事についても、同じような実験がなされました。1日に食べる分量の8割方を夕食にとらせると、体重は日ごとに増えていき、コレステロールも高くなりました。

次に、食事のとり方をバラバラにしてみました。不規則な食事摂取は、さらに体重増加をもたらしたのです。このとき肝臓にある時計遺伝子のサーカディアンリズムをみてみると、どの時計遺伝子のリズムも消失していました。このことから次のことが結論できます。

（1）夕食の量を多くすると、体重が増え、コレステロールが高くなる

（2）不規則な食事は、（1）以上に体重を増やし、コレステロールを高くする
（3）その理由として、肝臓の時計機構（時を刻む仕組み）の乱れが推察される

肝臓の時計へは、視床下部視交叉上核（SCN）という中枢時計からとは別に、食事のタイミングが大きく影響しているようです。その間を連絡している（医学用語では、中枢時計と肝臓時計の同調という）のは、どうもインスリンらしいということがわかってきましたが、まだその詳細は不明です。

いずれにせよ、肝臓の生体リズムが崩れると、コレステロールの代謝が乱れ、血液中のコレステロールが高くなる（医学用語で、高コレステロール血症）という状態が引き起こされてしまうようです。

規則正しい食生活は、コレステロールが高くなることを防ぐための第一歩といえます。何を食べるかよりも、まずいつ食べるかに注意することが肝要です。

5-5 生体リズムが乱れると骨が脆くなる

骨粗しょう症が骨折の原因であることはご存知のとおりです。それだけではなく、骨粗しょう症があると、心臓病や脳梗塞などの生活習慣病にもなりやすいという、研究結果が報告されています。さらに最近、骨粗しょう症があると、認知症になりやすいとか、あるいは長寿をまっとうできないという調査が相次いで報告されています。死亡する危険性が、20%も増えます。もし2カ所、骨折の場所がみつかりますと、死亡する危険性は2・5倍にもなります。骨質を良好に保つことは、現代を生きる高齢者にとって、避けることのできない命題です。

骨粗しょう症とは、骨が弱くなった状態の総称です。骨の成分（骨量）が少ないことと、骨の構造が粗くなり、骨が弱くなった状態のことです。2006年のガイドラインでは、骨粗しょう症とは、「骨強度の低下だけではなく、骨折の危険性が増加している状態を意味する言葉である」と、定義されています。75歳以上の高齢になると、その30〜40%の人が骨粗しょう症になっていること、高齢者の骨折は認知症発症の誘引になることが紹介されています。

骨の成分は、多すぎても少なすぎても不都合で、弱い骨になってしまい、ついには骨折を起こしてしまいます。この骨の過形成に、生体リズムが関与していることがわかりました。骨粗鬆と過形成のバランスを適切に調節しているのが時計遺伝子です。1日を単位にして、骨はその形成と吸収をバランスよくくり返し、骨の量を一定に保っています。

骨は、昼にとけ夜につくり換えられることを、リズミカルに繰り返しています。この概日リズムには、時計遺伝子の *Per1* と *Per2*、*Cry1* と *Cry2* のいずれもが関与しています。*B-mal 1* がかかわっていることも明らかにされました。時計遺伝子のいずれかに、機能異常が起こると、骨の過形成が生じます。すなわち、時計遺伝子は、骨の形成を促進する機序を、抑制することにより、骨質のバランスをとっているのです。

さて、時計遺伝子に異常があると、骨粗鬆ではなく、なぜ過形成になるのでしょう？ その理由を考えてみたいと思います。

骨は、昼とけて夜つくられます。医学用語では、このことを骨のリモデリングといいます。このリズミカルな変化を調節しているのは、レプチンと交感神経系と時計遺伝子の3つの要素です。前2者（レプチンと交感神経系）は、骨をつくるように働き、後者（時計遺伝子）は骨をとかす役割をになっています。

レプチンは、白色脂肪細胞から分泌され、食欲を調節するホルモンです。マウスにレプチンを投与すると破骨細胞（骨をとかす作用を持っている骨の細胞）の数が減少し、骨量が増えます。しかし、β_2受容体（交感神経の信号を受ける受容体のこと）欠損マウスにレプチンを投与しても破骨細胞数は変化しません。このことから、レプチンは交感神経を介して破骨細胞の数を調節していることになります。

肥満の人に骨粗しょう症が少ないと、以前からささやかれていましたが、その理由がここにありました。脂肪細胞から分泌されるレプチンが、骨粗しょう症を予防していたのです。

骨量や骨の質を調節しているのは、これまで知られていた、女性ホルモンでも、副甲状腺ホルモンでもありませんでした。脂肪細胞から分泌されるレプチンが脳の視床下部に働き、その脳が交感神経に指令を送り、交感神経の信号が、骨細胞にあるβ_2受容器を介して、骨をつくっているのです。

一方、時計遺伝子は、レプチンの信号が交感神経に正しく送られているか否かをチェックする、見張り番の役割を果たしています。交感神経の信号が骨細胞に正しく伝えられ、骨芽細胞（骨をつくる作用を持っている骨の細胞）の数は適正に増えているか、あるいは破骨細胞の数は適正に抑制されているかを監視しているのです。

ですから、時計遺伝子に異常があると、骨リモデリングのサーカディアンリズムが乱れるだけではなく、骨量を増やすレプチンや交感神経の働きを抑えることができなくなり、骨の過形成が起こってしまうのです。

時計遺伝子の働きは、骨の形成と吸収をバランスよく調節し、程よい骨質を保つための監視役でした。


骨粗しょう症の予防のポイントは、運動・栄養・日光の3つです。

骨量の変化から、人の一生を3つの期間に分けることができます。第1期は、誕生から35歳くらいまでで、骨量が増加していく時期。十分な運動と栄養をとって、骨量をできるだけ蓄えておくことが大切です。第2期は、40歳代から65歳くらいまでで、骨量が少しずつ減少していく時期。運動と十分な栄養で、骨量の減少を少なくする工夫が求められます。第3期は、65歳以降で、骨量はさらに減少していく時期。定期的に骨密度と骨質の検査を受け、骨粗しょう症対策を試みることが必要です。

加齢とともに、なかでも女性は更年期を過ぎると、1年ごとに骨密度が低下し、骨質が弱くなっていきます。それを防ぐためには、毎日の規則正しい生活こそが、何よりも大切といえます。

骨はカルシウムとカルシウムが沈着する骨質からできています。

骨質を強くするためには、以下の6項目が重要です。

（1）良質のタンパク質と適度のビタミンD、ビタミンCの摂取

（2）カルシウムが豊富な牛乳、チーズ、ヨーグルトを十分にとること

（3）カルシウムの吸収率を上げるためにビタミンDの豊富な、イワシや干し椎茸を適切な量摂取するように心がけること

（4）ビタミンKが豊富に含まれている納豆や緑黄色野菜を、十分にとるよう食事に気をつけること

（5）インスタント食品や塩分、アルコール、喫煙、カフェインは、カルシウムの吸収を抑制するので要注意

5-6 時計遺伝子異常がもたらす様々な癌

以前から、勤務年数が長い女性看護師に乳癌や大腸癌が多いこと、また男性のシフトワーカーに前立腺癌が多いことが知られていました。しかし、その理由は明らかではありませんでした。

癌になる理由として、シフトワークによる概日リズムの乱れが時差ぼけのような疲労をもたらすこと、それにともない自律神経やホルモン分泌リズムに異常が起こること、あるいは夜間の食事量の増加などが推察されていました。それがごく最近、時計遺伝子の異常が、発癌の重要な原因であることが明らかにされたのです。

最近になって、コアの6つの時計遺伝子（*Clock*、*B-mal1*、*Per1*、*Per2*、*Cry1*、*Cry2*）のうちの、いずれかに遺伝子異常が発現すると、さまざまな癌（内臓癌）になることが明らかにされています。なかでも、*Per1*、*Per2*が注目されています。これらの時計遺伝子に異常があるか、あるいは時計遺伝子を取り除いてしまったノックアウト動物に、発癌頻度が高いことが発見されました。

マウスに放射線を照射して癌を発症させ、その予後を追跡調査した報告があります。*Per2*をノックアウトしたマウスでは、正常マウスよりも発癌の確率が高まり、早期に死亡することが確認されたのです。この発見を契機に、時計機構の消失が細胞周期異常を生み出し、癌化へとつながるという仮説が提唱されることとなりました。

生体リズムの主時計を破壊すると腫瘍の成長速度が速くなることの背景には、腫瘍の増殖を抑える副腎皮質ホルモンの分泌やリンパ球数が減少し、そのサーカディアンリズムに乱れがあることが原因であると述べられています。また、1日に1度の頻度でリズミカルにくり返される細胞分裂のリズムを、体内時計が監視していることも、その理由の一つであると推測されています。すなわち、細胞分裂のタイミングを計りつつ、DNA傷害の危険性を少なくするだけではなく、DNA傷害の有無をチェックし修復する役割をになっているのが体内時計です。

当初、*Cry1*、*Cry2*は、発癌には関与しないと考えられていました。「生体リズムが乱れることだけで、癌になるというわけではない」と考えられていたのです。しかし、その後の調査で、*Cry1*、*Cry2*も血液の癌（たとえば、悪性リンパ腫）に関係していることが見いだされています（コラム15表7参照）。

時計遺伝子群は、発癌を予防し、また、癌の成長を抑制する効果を持っていることが明らかにされたのです。乱れた生活リズムを改善し、規則正しい毎日を送ることの大切さが、癌予防に有効であることがおわかりいただけたことと思います。

コラム 14

交替制勤務と寿命

1998 年、シカゴの大学から、交替制勤務に相当する実験モデルと生命予後との関連をみた論文が発表されました。心不全を起こしやすいモデルハムスター（生後 9 週齢）の生存率を、明暗の光環境条件を、1 週間ごとに昼夜逆転しながら飼育した実験群ハムスターと、通常の明暗環境条件下で飼育した対照群ハムスターとで比較した実験でした。

その結果、実験群のハムスターが早死にすることを発見したのです。その寿命は、対照群よりも 11%も短く、その背景には、血圧と心拍数のサーカディアンリズムの異常がかかわっていました。また、死因の約半数は不整脈による突然死でした。慢性的に繰り返される昼夜の逆転（すなわち、交替制勤務）が、重症不整脈を誘発したのであろうと考察しています。

心臓病などの病気を患っている人は、交替制勤務などのシフトワークには向かないこと、健康の維持によくないことを意味している重要な論文です。

5-7 生体リズムが乱れると早期老化が起こり寿命が短くなる

加齢と生体リズムの異常と時計機構とのかかわりについて、数多くの研究が行われてきました。たとえば、加齢とともに血圧日内リズムの振幅（アンプリチュード）が低下します。

加齢にともない血管の老化が進行し、血管内皮機能（血管の内側にある組織が内皮で、様々なホルモンなどをつくる生体で最も大きい内分泌器官）が障害され、一酸化窒素（ＮＯ）の産生が低下することがその原因です。

ＮＯはどのように時計遺伝子に影響しているのでしょう？　主として時計遺伝子 *Per* と *B-mal 1* に作用しています。老化した血管培養細胞にＮＯを付加するとこれらの時計遺伝子の発現が増強されます。

若年マウスでは**eNOS活性**[注1]に日内リズムがみられます。高齢マウスではそれが消失しています。ｅＮＯＳ欠損マウスやＮ

注1 eNOS活性：NOSとは、一酸化窒素（Nitric Oxide、NO）の合成に関与する酵素（Synthase）のこと。Nitric Oxide Synthaseの頭文字をとってNOSと略称する。そのなかで、常時、血管内皮（endothelium）に、一定量存在するNOSのことをeNOSと呼ぶ。eNOSには強い血管拡張作用が有る。

注2 NOドナー：NO（一酸化窒素）は、血管拡張作用をはじめとして、神経伝達、免疫機構など、生命活動に重要な役割を果たしている。体内で一酸化窒素合成酵素によって産生されるが、NOは不安定で、ガス状の化合物であり、取り扱いが困難。そのため、実験研究ではNO（一酸化窒素）そのものではなく、NOを放出する化合物が、いろいろと開発され応用されている。このNOを放出する化合物をNOドナーと呼んでいる。

O阻害薬を投与したマウスにおいても、時計遺伝子のリズムが乱れ、血圧のサーカディアンリズムが消失しています。そこで高齢マウスにNOドナー[注2]を投与したところ、時計遺伝子の発現リズムが正常化し、血圧リズムがもどってきました。老化にともなう血圧リズムの乱れは、老化にともなう血管の時計機構の異常だったのです。

これらの研究から、以下のように結論されます。

「加齢が時計遺伝子のサーカディアンリズムを障害するとともに、時計遺伝子の異常が血管の老化を促進する」あるいは、「細胞レベルの老化が時計遺伝子の発現リズムを障害し、時計遺伝子の異常が血管老化をさらに加速する」。

加齢とともに、サーカディアンリズムの日差変動も大きくなります。その結果、ある日、思いがけず脳卒中や心筋梗塞を発症するということになります。生体リズムの異常への新たな治療戦略が今望まれています。

コラム 15

老化を決める生体時計

生体リズムの時計遺伝子に異常があるマウスの研究から、生体時計が老化や寿命にも関係していることがわかっています（表7）。たとえば、時計遺伝子 *Clock* 変異マウスでは、肥満になり、糖尿病になったり、コレステロールの異常が現れてきます。時計遺伝子 *B-mal 1* をノックアウト（KO）したマウスも、寿命が短く、筋肉の衰えが早く、白内障にもなりやすいことがわかっています。

一方、病気そのものが体内時計に影響することも明らかにされてきました。たとえば、病気になるとサーカディアンリズムの周期が長くなったり、時計遺伝子そのものの発現リズムが乱れてきます。また、

〈p184へ〉

私たちの身体の中にたくさんある酵素の１つサーチュイン（Sirtuin）は、寿命制御に重要な役割を果たしていることが知られています。サーチュインの酵素活性には、約24時間の生体リズム（サーカディアンリズム）がみられますが、サーチュインそのものも、生体時計の働きに影響します。サーチュイン遺伝子を壊してしまうと、時計遺伝子の発現が乱れてきて、サーカディアンリズムがなくなります。

最近、サーチュインと体内時計は、互いに協力して老化を制御していると考えられるようになりました。規則正しい生活リズムが、乱れたサーチュイン活性のバランスを正常にもどし、老化を防いでいるらしいのです。不規則な食生活や生活リズムが、なぜ老化を進めるのか、あるいは老化に関連するいろいろな病気を引き起こしやすくなるのか、その謎が少しずつ明らかにされてきています。

表７

時計遺伝子の異常と代謝異常

体内時計の時計遺伝子名	概日行動リズム異常	病　気
clock mutant	周期が４時間延長したのち、周期性なし	肥満およびメタボリック症候群、早期老化
B-mal 1 knockout	周期性なし	早老をともなう寿命短縮、血漿グルコース、中性脂肪の概日変動異常
Per2 knockout	周期が短くなったのち、周期性なし	寿命が短く、癌発症の頻度が高く、骨過形成を来たし、飲酒量が増え、血管の老化が早く進む
Cry1 knockout	周期が１時間短縮	血液の癌になる
Cry2 knockout	周期が１時間延長	血液の癌になる
Cry1 / *Cry2* double knockout	周期性なし	高血圧症
Rev-erv α knockout	周期が短縮	血漿中性脂肪の増加
Ror α knockout	周期が短縮	血漿中性脂肪および HDL の減少、粥状動脈硬化症の増加

（大塚邦明 企画　石田直理雄、中畑泰和、勢井宏義、江本憲昭、前村浩二著　生体リズムの変調と心疾患　心臓 2011; 43: 127-158 より引用）

chapter

6

健康を維持し、病気を防ぐための考え方とその対策

6-1

不眠と不登校

不登校で学校に行けない子どもの多くは、不眠が原因です。

その多くは時計遺伝子の異常が原因で、４種類の時計遺伝子異常がみつかっています。睡眠相後退症候群、自由継続型（非24時間）睡眠障害群、睡眠相前進症候群、不規則型睡眠群の４つです。いずれにも共通しているのは、睡眠時間が長いことです。睡眠時間が10時間を超える場合も、少なくありません。

睡眠相後退症候群は、普通の睡眠・覚醒時刻よりも眠くなるのが遅れ、起床時刻も遅れるのが特徴です。思春期ごろからみられはじめます。典型的な場合は、明け方まで（たとえば午前2時や6時ごろまで）入眠することができず、昼過ぎまで目を覚ますことができません。無理に起きても、異常な眠気でほとんど作業ができないほどです。

正常の人でも、ときにはこのような事態が生じますが、睡眠相後退症候群では、このような異常な状況が少なくとも1カ月間は続いています。本人がいくら努力しても、改善することができません。そのため余儀なく夜型生活を送っているのです。朝の一定の時刻に覚醒する必要がない場合には、約24時間のリズムで生活を送ります。睡眠の質にも何ら問題はありません。ただ、睡眠の時間帯が遅いというだけなのです。時計遺伝子*Per3*に異常があることが、その原因とされています。647番目のバリン残基がグリシン残基に置き換わっている遺伝子多型*がその原因です。

自由継続型睡眠障害は、24時間周期に体調や生活リズムを合わせることができず、身体に備わっている約25時間のリズムで生活をくり返す（フリーランする）睡眠障害です。以前は、非24時間睡眠障害と呼ばれていました。毎日、1〜2時間ずつ睡眠時間帯が遅れていきます。そのため社会生活ができる日とできない日がくり返されます。このタイプの睡眠障害は、睡眠相後退症候群の重症型との考え方があり、時計遺伝子*Per3*に異常があることが、その原因と推定されています。

睡眠相前進症候群は、高齢者にみられることが多い睡眠異常でもあります。早朝に覚醒し、普通の睡眠時刻よりも早く眠くなるのが特徴です。そのため早い時刻に仕事をやめざるを得なくなるという病気です。典型的な例では、午前2時ごろに覚醒し、午後7時ごろには眠ってしまいます。しかし、この生活パターンは、極端な朝型であるとされ見逃されている場合も少なくありません。本人もあまり苦痛を感じずに友人と過ごしている場合も多いようです。

睡眠相前進症候群も、時計遺伝子の異常が原因とされ、*Per2*に異常があることが

＊ 遺伝子多型：遺伝子の塩基配列は同じ生物種でも多様性がある。配列の違いにより病気が生じてしまう変異を遺伝子多型と呼ぶ。この場合は、塩基配列の647番目に通常はバリン残基（アミノ酸）が入っているところに、同じくアミノ酸ではあるがグリシン残基が入っている遺伝子多型により異常がおこる。

わかっています。その662番目のセリン残基がグリシン残基に置き換わっている遺伝子多型がその原因として有力ですが、その他、原因遺伝子が異なる複数の病態が存在しているとの考えもあります。

不規則型睡眠は、施設に入っている高齢者によくみられます。光や労働などの環境要因との接触が少ないため、明瞭な睡眠—覚醒リズムがみられなくなってしまった睡眠障害です。高齢になると、時計細胞の数や時計遺伝子の量が減ってきます。睡眠を誘い、生体リズムを整えるメラトニンの量も10〜20分の1にまで減少していることが、その原因とされています。

いずれの睡眠障害にも、時差ぼけに似た現象が観察されます。いわゆる不定愁訴から、イライラ、暴力、意欲の低下が出現し、外出が怖いという大きな問題にまで拡がります。不定愁訴とは、動悸、手のひらに汗、眩《まぶし》い、頭痛、腹痛、吐き気などの自覚症状、気分が悪い、筋肉痛、立ちくらみ、めまい、頻尿など様々です。とくに、午前中に不調を強く感じます。集中力が落ちる。もの忘れ、興奮、言葉が出にくい、すぐに疲れ、疲労感も強い。このような不定愁訴がひどくなってくると、いらいらするようになり、暴力を振るったり、家の中に閉じこもったりすることになります。不眠だけではなく、体温や血圧などの自律神経障害が現れてきます。

コラム 16

時計を止める真夜中の光

真夜中に光があたると、体内時計が一時的に止まる。1970 年、そんな不思議な現象が発見されました。どうなっているのでしょう？

体内時計の中には 1 万個を超える時計細胞の集団があります。その時計の針が全部止まってしまうのでしょうか？

2000 年になっても、この謎が解けず、その正体は謎のままでした。そこで理化学研究所の上田泰己博士らがその謎に挑みました。まず光に応答する様子が目に見えるようにした時計細胞をつくりました。そしてそれを培養し、様々なタイミングで、光を当てるという実験を行いました。光を当てる時間も、少しずつ変えてみました。真夜中に光が当たったとき、時計細胞の中でどのようなことが起きていたのでしょう？　たんねんに、1 つ 1 つの細胞で確かめてみました。そして意外なことがわかりました。細胞の時計は、どの時計も止まってはいなかったのです。止まっているのではなく、それぞれの細胞が、バラバラに時を刻んでいたのでした。時計が一時的に止まったように見えたのは、数多くの時計細胞がバラバラに時を刻んでいたためだったのです。

光の効果には、光があたるタイミングが大きく影響します。その中でも、真夜中の光の効果が最大でした。なぜ、真夜中にそうなるのでしょう？　上田博士は次のように考えています。

光が当たると、体内時計（あるいは時計細胞）の時刻がずれる（時刻が進んだり、遅れたりする）ことは、よく知られています。真夜中というのは、光に反応する時計細胞の性質が、ちょうど時刻の前進から時刻の後退に変わる時間帯です。そのため、まだ前進モードにいる時計細胞と、すでに後退モードに入っている時計細胞が混在しているに違いない。前進モードの細胞は一層前進し、後退モードの細胞は一層後退する。このようにして、数多くの時計細胞がバラバラに時を刻み始めることになり、体内時計はあたかも一時的に止

〈p191 へ続く〉

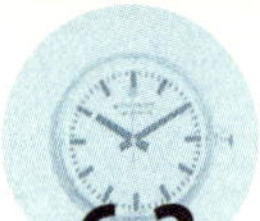

6-2 不眠と慢性疲労症候群

慢性疲労症候群という病気があります。全身倦怠感が強く、頭痛や脱力感、あるいは思考力の障害、抑うつ気分などの多彩な症状がみられます。リンパ節腫脹がみられることもあります。このような状態が長期（少なくとも6カ月以上）にわたって続く場合に、慢性疲労症候群と呼ばれますが、病気の原因はまだよくわかっていません。ウイルスが原因ではないかとか、精神的なかかわりがあるのではないかと言われています。

慢性疲労症候群は子どもにみられることも少なくなく、その場合、しばしば不登校の原因になっています。小児の慢性疲労症候群についてもいろいろな立場からいろいろな研究がなされ、その背景に様々な生体リズムの異常があることがつきとめられています。睡眠・覚醒のリズム、体温のリズム、ホルモン分泌リズム、といった生体リズムの乱れが証明されています。SPECT*という検査によって、前頭葉と後頭葉領域での血流低下がみられることも見いだされています。

慢性疲労が続くと、自律神経やホルモン、そして免疫系の働きに影響が及びます。

＊ SPECT（スペクト）：Single Photon Emission CT の略。体内に放射線同位元素を注入し、放射線の分布を断層画面で得る検査。通常の CT では見られなかった血流量や代謝機能の状況を画像化できる。脳血管障害や心疾患の診断で使われる。

すると、これらを統括している大元の、脳にある視床下部に破綻が起きてしまいます。その結果、生体リズムも乱れてくると考えられます。あるいは、何らかの原因で生体時計がくるっていることが、疲労を引き起こしているのかもしれません。

　このように、子どもや若者達の疲労の背景には、生体リズムの異常にともなう慢性的な睡眠不足があると推測されます。

〈p189 続き〉

まったように見えると結論したのです。

　“Think globally, but act locally.”　という言葉があります。

「地球規模、あるいは宇宙規模の大きな視野で、物事を考えることが大切です。しかし、あなたご自身は、地域に沿って行動し、地域に見合った職務を果たすことこそ重要です」という意味合いの言葉です。

　この生体時計の仕組みも、この言葉が当てはまります。

「一見、時計は止まっているように見えます。しかし個々の細胞をご覧なさい。それぞれの時計は、こわれることなく動いているのですよ」

　科学をするということは、実に面白いものです。

　さて、このように真夜中に光を浴びると、体内時計は大きくくるってしまいます。パソコンゲームで夜更かしをしたり、テレビを深夜まで見たりすることは、健康を損なう源です。受験勉強で夜遅くまで勉強し、人工光を浴びることも、健康によいことではありません。

　真夜中に光を浴びてくるってしまった体内時計の針を合わせるには、たとえ短時間であっても質のよい睡眠をとり、起床後にはさんさんとした日光浴、そしておいしい朝食をきちんと食べる習慣が有効です。朝から午前中に焦点をあてた、規則正しい日常生活を心がけてください。

6-3

不眠と生活習慣病

近年、時計遺伝子研究が進み、不眠と生体リズム異常とのかかわりが明らかにされてきました。

朝型・夜型の生活活動にも、時計遺伝子多型の関与が原因であることや、その極端な例である、睡眠相前進症候群や睡眠相後退症候群は、時計遺伝子異常が原因であることなども明らかにされています。これらの睡眠障害と飲酒とのかかわりもだいぶ明らかにされてきました。飲酒量が多いことが、生体リズムを乱し、不眠を導くらしいのです。

そのため医学会では、睡眠を科学する分野も脚光を浴びています。そして、睡眠と自律神経・内分泌因子とのかかわりが、徐々に明らかにされ、睡眠障害が生活習慣病を引き起こす仕組みが論じられ、新たな事実が相次いで明らかにされています。

時計遺伝子の異常が様々な病気を引き起こすことを紹介してきましたが、時計遺伝子研究とは独立した研究から、睡眠をいざなうメラトニンが不足してくると、高血圧をはじめとする生活習慣病や、骨粗しょう症、発癌あるいは認知症になりやすくなるなど、病気とのかかわりも明らかにされてきました。

睡眠とは蓄積した疲労を整理し、明日の生命活動のための、脳と身体の休息です。睡眠不足と生活習慣病とのかかわりは容易に想像できます。事実、睡眠障害は、高血圧や動脈硬化、高脂血症や糖尿病、肥満や骨粗しょう症などの生活習慣病と大きなかかわりがあることが知られています。

不眠に関与する要因としては、大きく次の3つに注意することが必要です。

まず第1は、睡眠の質の低下です。筆者の調査では、寝つくまでの時間（**オッズ比***7・02）、起床時の疲労感（オッズ比 2・9）が抽出されました。第2の要因は抑うつ気分です。そして第3の要因は、高血圧の治療が不十分であることでした。不眠の人をみたら、まず高血圧が十分治療されているかどうかを確かめることが大切です。なかでも夜の高血圧が未治療であることが大きな要因でした。

1996年、横浜市立大学の栃久保修教授らは日本人男性18人を対象に、3・6時間しか眠らなかった日と、8・0時間眠った日の血圧日内変動を比較してみました。その結果、3・6時間しか眠らなかった日は、昼間の血圧も少し高いのですが、きわだって高くなったのは夜間でした。睡眠を十分とるとともに（主として、睡眠

＊ **オッズ比**：オッズ比（Odds ratio）とは、ある事象の起こりやすさを２つの群で比較して示す統計学的な尺度のこと。オッズ比が１より大きいとき、ある事象の起こりやすさが、対象群より高いことを意味する。

中の）血圧が下がることを証明した論文です。夜間の交感神経活動が亢進することが、血圧が高いことの原因であったと述べています。この論文も、不眠とノン・ディッパー（non-dipper）とのかかわりを示しています。

筆者らは、高知県T町の地域住民418名のうち、115名で75gブドウ糖負荷試験を行うことができました。その結果、**隠れ糖尿病**[注1]が数多くみつかりました。不眠群ではインスリン抵抗性が上昇し、ブドウ糖負荷後の120分後のインスリン値は、睡眠良好群に比し不眠群で高く、高インスリン血症という隠れ糖尿病でした。不眠があると糖尿病予備軍になると推察されます。

不眠群は喫煙の量も多く、睡眠良好群と不眠群の1日当たりのタバコ喫煙数は、各々、19・7本vs.24・0本でした。脂質異常（中性脂肪と高コレステロール）の頻度も、不眠群に多くみられました。

以前より、シフトワークを常とする勤務者に、乳癌、前立腺癌、大腸癌などが多いとされています。その原因が、シフトワークによる概日リズムの乱れにあり、時差ぼけのような疲労、それにともなう自律神経やホルモン分泌リズムの異常、あるいは夜間の食事などが、その原因だと推察されてきました。一方、最近の研究から、不眠も発癌の重要な原因であることが注目されています。

注1 **隠れ糖尿病**：健康診断や検査を受けても検査値に異常がなく、診断からもれてしまう糖尿病。検査は空腹時に採血するが、軽症の糖尿病は食後に血糖値が上がることが多いため、見過ごされてしまうことによる。

そこで、筆者は北海道U町の住民を追跡調査し、不眠と発癌との関連性を検討してみました。その結果、「よく眠られましたか?」の質問に「いいえ」と回答した住民は、睡眠良好群に比し、発癌のリスクが4.6倍(p=0.008)も高いことが明らかになりました。寝つくまでの時間が長いほど、いびきの期間が長いほど、むずむず足がある人ほど、朝起床時に疲労感が残っている人ほど、発癌の危険性が大きいことも抽出されました。

人は皆、風土や文化が異なる背景の中で生活しています。正しい医療のあり方は、文化人類学的な立場で総合的に健康状態を見つめることだと思います。医学的検査とともに、ADL[注2]やQOL[注3]、抑うつ、認知機能、社会的環境、自然環境など、様々な要因を総合的に評価し、地域に即した医療のとり組み(Glocal, i.e., global and local, Comprehensive Assessment)を行うことが望まれます。なかでも睡眠の質を評価し、不眠への介入を図ることこそ重要であると思っています。

最近、不眠とメラトニンとの関係が注目されています。メラトニンは、太陽光・食事とともに、生体リズムを守る3要素の一つです。それとともに睡眠の質を改善し、寝つきをよくするホルモンとしても知られています。夜間の光暴露は、メラトニン分泌を抑制します。夜間に血液中のメラトニンが少ないと、眠れないば

注2 ADL:ADLとは、Activities of Daily Livingの頭文字をとった略称。日常生活動作の能力をさす言葉。食事・衣服の着脱・移動・排泄・整容・入浴などから、預金の出し入れ、友人との共同作業など、普段の生活において必要な動作すべてのこと。

注3 QOL:QOLとは、Quality of Lifeの頭文字をとった略称。生活の質とも呼ばれる。幸福度、健康度、家族や友人とのつきあいにおける満足度。人としての生活の質を総称する言葉。

かりか乳癌などの発癌にも関係することが知られています。ですからよく眠り、健康を維持するためには、寝室を真っ暗闇にすることが大切です。でも真っ暗闇では眠りにくいという人もいるでしょうね。それではどの程度の明るさなら許容されるのでしょう、1980年ごろの研究では、夜間に2500ルクス以上のさんさんたる陽射しさえ浴びなければ大丈夫だとされていました（20ページ脚注参照）。

その後の研究で、光暴露の時間が1〜2時間と短い場合には300ルクスで、6〜7時間とほとんど一晩中電気をつけて眠る場合には10ルクスとほんの薄明かりであっても、夜間のメラトニン分泌は抑制されることがわかりました。この薄明かりに加えて、もし精神活動（たとえば、パソコンゲームなど）が加わると、メラトニン抑制効果は倍増します。

さらにその後の研究で、電球色の光のほうが白色蛍光灯よりもその影響が緩和されることがわかりました。そこで光の波長とメラトニンとの関係が検討されました。その結果、青色光が最も悪さをすることが見いだされたのです。たった8ルクスであっても、白色光の1200ルクスと同様の悪さをします。これは色を感知する網膜のロドプシン細胞とは異なり、生体リズムを整えたりメラトニン分泌を抑制したりする作用が、メラノプシン細胞を介するからであることがわかっています。

よく眠るためには、それではどのような工夫が可能なのでしょう。

3つのことが知られています。1つ目は、日中にできるだけ多くの陽射しを浴びておくこと。これは日光暴露量の少ない冬にメラトニン抑制が起こりやすいこと、屋外労働者にくらべ屋内労働者にメラトニン抑制が起こりやすいことなどから、日中の光暴露量がメラトニンの発現量に影響を及ぼすからです。2つ目は、青色光をフィルターでカットした蛍光灯を利用することです。そして3つ目は、十分なメラトニンを補充しておくことです。2010年、メラトニン受容体に作用して十分量のメラトニン分泌を促すラメルテオン（Ramelteon）（商品名ロゼレム）という薬剤がわが国でも発売されました。メラトニンが時計遺伝子の発現を正常化し、生体リズムの異常を改善することが知られています。メラトニンの分泌量は加齢とともに激減していきます。70歳を超えてしまうと、メラトニン量は思春期時代の10分の1以下に減ってしまいます。メラトニンには、夜間の高血圧を改善する（低くする）効果があります。高齢者に多くみられる血圧のノン・ディッパーを改善するには、十分なメラトニンを補うことが、きわめて有効です。そしてそれは、ごく自然な治療法ともいえます。

コラム 17

時計を惑わし、時差ぼけを誘う、時計遺伝子

私たちの体にある体内時計は、地球の自転よりも 1 時間ほど長い約 25 時間のリズムで夜と昼をくり返しています。人は時計を進めることよりも遅らせることの方が得意です。つい夜更かしをする、朝目が覚めにくいというのはそのせいです。その理由はまだよくわかっていませんが、私たちが持っている体内時計が約 25 時間と長いためだといわれています。

私たちの体内時計が約 25 時間であるため、放っておくと、毎日 1 時間ずつずれて、12 日経つと昼と夜が逆転してしまいます。それを防ぐためには、私たちは毎日体内時計の針を、地球の自転の針に合わせて修正することが必要です。いくつかの仕組みがあります。その 1 つが朝の光です。朝、青空を見ることにより、1 時間分、時計の針が進みます。

さて、第 1 章第 4 項でご紹介しました通り、体内時計には *Per1*、*Per2* と、あるいは *Cry1* と *Cry2* という似たような遺伝子 2 つがセットで用意されています。なぜこのように、一見無駄とも思われる仕組みになっているのでしょう？　まだ十分にはわかっていませんが、どうも時を刻むための働きを、敢えて分担しているようです。たとえば、時計遺伝子 *Per2* が行動リズムの開始位相を支配する時計、*Per1* が行動リズムの終了位相を支配する時計です。すなわち、*Per2* が朝時計、*Per1* が夜時計の役割をになっていたのです。

さらに最近の研究から、夜時計をになう *Per1* が、時差ぼけの原因であることがわかってきました。

神戸大学の増淵悟博士は、欧州へのジェット旅行を想定した実験系で、*Per1* ノックアウトマウスが、野生型マウスよりも、早く新しい時間帯に適応できることを発見しました。さらに、*Per1*、*Per2* ノックアウトマウスの実験から、*Per1* よりも *Per2* が時計の中心的役割を果たしていることがわかってきました。増淵博士の実験は、時計

遺伝子 *Per1* が、時差ぼけを誘っていることを示しています。生活の質を高めるために、地球上の生命は進化とともに、宇宙環境に適応し、適応の所産として、生体リズムという武器を獲得しました。生物の歴史のなかで、急激な時差という体験がなかったため、*Per1* が時差ぼけを誘うことに気づかなかったのだと推測されます。人は現在シフトワークを常とするようになりました。将来、宇宙旅行のように、リズミカルな明暗環境条件がない空間で、生活する日が訪れるかもしれません。このような様々な光環境に対応し、適応して行くには、*Per1* を標的とした、新しい時差ぼけ治療法の開発が、有効であるのかもしれません。

Per1 が時差ぼけの原因であるのなら、哺乳類にはなぜ *Per1* があるのでしょう。初期の哺乳類は、昼行性の大型爬虫類から身を守るため、夜行性であったといわれています。そのため、暗闇下でも、安定してリズムを刻むことが必要でした。そこで増淵博士は、*Per1* ノックアウトマウスを暗闇下で飼育し、その活動リズムを観察しました。その結果、夜行性の生活には、*Per1* が必要であることを発見しました。*Per1* は、過去の夜行性時代を生きていくために、必要な時計遺伝子だったのです。

6-4

生体リズムを整えると病気が治る

時計機構が乱れると病気になり、寿命（あるいは、余命）が短くなることが明らかにされています。それでは、時計機構の乱れをただすと病気は治るのでしょうか？

２００８年、遺伝子異常のため1日が22時間のサーカディアンリズムを呈する、*Tau* 遺伝子変異ハムスターを用いて次のような実験が行われました。

もともと生体リズムがくるっているハムスターです。このハムスターに無理やりに24時間の明暗サイクル（14時間／10時間の明暗条件）下で生活させてみました。その結果、かえって行動リズムが断片化し、サーカディアンリズムがさらに大きくくるってしまったのです。心筋には広範囲に及ぶ線維化変性が生じ、著しい心収縮力の低下をみる重症心不全（医学的には、拡張型心筋症という病気）に陥ってしまいました。心不全とともに、腎実質細胞と尿細管にも障害が生じ、蛋白尿を合併し、進行性の腎障害が現れ、重症の腎不全となり、寿命がさらに短くなってしまったのです。

一方、乱れた生体リズムを放置しておくことは危険です。それゆえ、このリズム異常をつくり出しているくるった中枢時計を壊してみました。すると、併発していた心不全が改善したのです。

この2つの実験は次のことを示しています。

（1）持って生まれた生命のリズムを大切にすることこそ必要ではないか。無理矢理に、地球の自転に合わせては、かえって逆効果になってしまう

（2）それゆえ、持って生まれた生命のリズムを、地球の自転に合わせる工夫を施すことこそ肝要である

上述の実験に先行すること10年前の1998年に、生体リズムに異常のあるハムスター（上述のものと同じ種類のハムスター）に、正常に作用する中枢時計（脳の視床下部視交叉上核）を移植する実験が行われています。この実験では、正常に作用する中枢時計の働きで生体リズムは約24時間に回復し、生体リズムが整えられ、生活リズムを正すことに成功しました。その結果、本来早く死んでしまうはずのこのハムスターの寿命が、長くなったのです。乱れた時計遺伝子の働きを改善することにより、寿命（あるいは、余命）が長くなることを直接的に証明した、画期的な実験でした。当時この成績は、時間生物学を研究する世界の科学者を驚嘆させまし

た。

生体リズムが乱れると癌になる！　このことを示す数多くの論文があります。

２００２年、時計遺伝子*Per2*をノックアウトしたマウスと時計の働きが正常のマウスに放射線を照射して癌を発症させ、その後の生存期間の長さ（医学用語では予後という）を追跡調査しました。その結果、*Per2*をノックアウトしたマウスでは、正常マウスよりも発癌の確率が高まり、癌が大きくなるのも早く、早期に死亡してしまったのです（図34）。

この実験を契機に、「生物時計の働きが乱れていると癌になりやすい」という仮説が提唱されることになりました。この実験で興味深い点は、癌がすでに発症し腫大してしまった時計遺伝子*Per2*ノックアウトマウスに、その後、遺伝子操作を用いて時計遺伝子*Per2*を過剰なほどにまで増やしてみたことです。その結果、なんと大きくなった癌が縮小してしまいました。

乱れた生活リズムを回復することの大切さが、ここにも見ることができます。

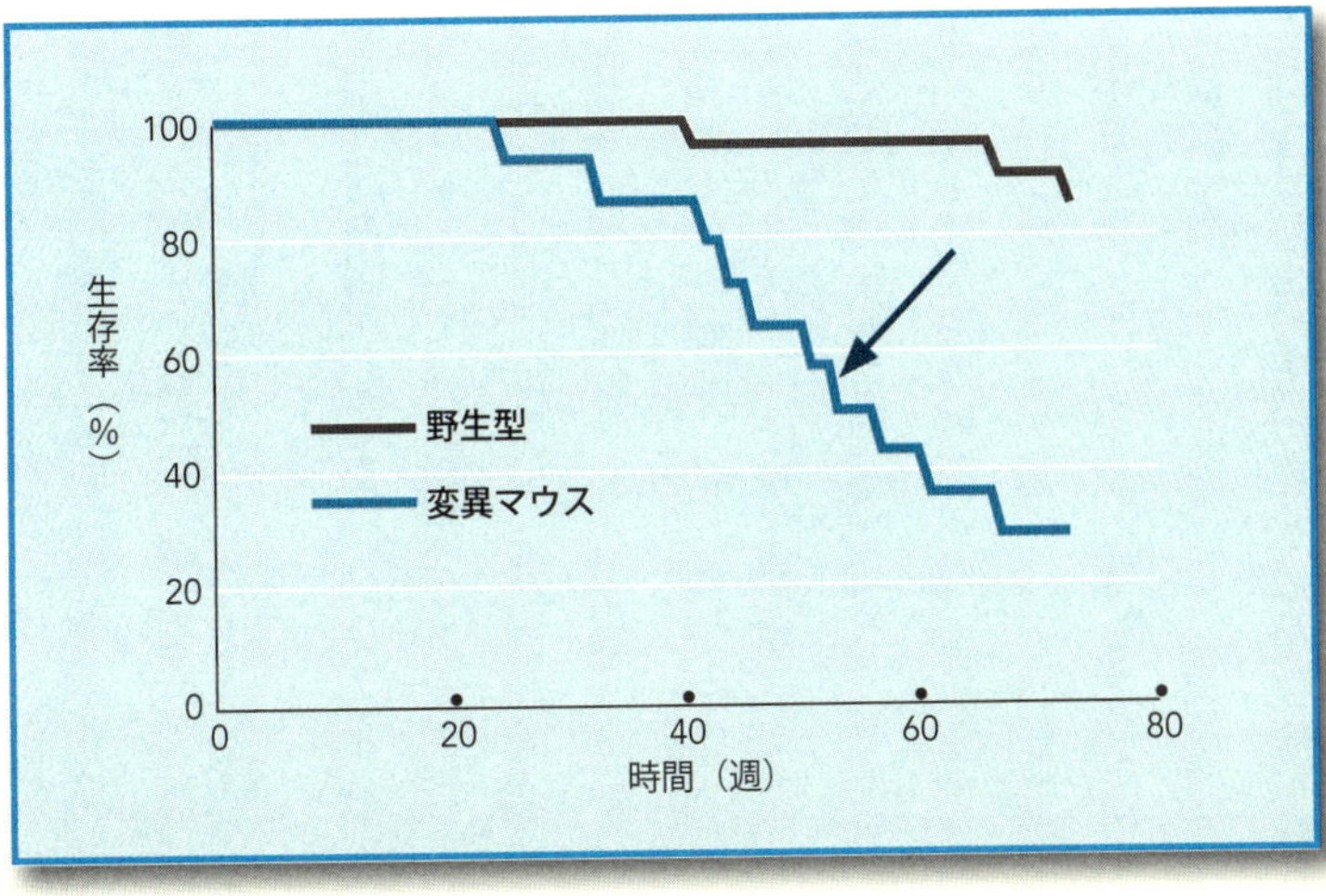

図34

癌を発症した *Per2* 変異マウスの生存率

Per2 変異マウス（図中↓）では、正常マウスよりも、放射線照射による発癌の確率が高まり、生存期間も短く早期に死亡します。

このグラフは、マウスに放射線（γ線）を照射して癌を発症させ、その予後を追跡調査した実験です。*Per2* をノックアウトしたマウスでは、正常マウスよりも発癌の確率が高まり、早期に死亡します。しかし、その後で、ノックアウトしたマウスの *Per2* を遺伝子操作で過剰なまでに増やしてやると癌が縮小することが観察されました。この発見を契機に、生体リズムの乱れが、癌化へとつながるという仮説が提唱されることになります。

（Fu Let al. Cell 111; 41-60, 2002 より引用）

6-5

生体リズムを守るコツ 朝の日差しと朝食、そして夜のメラトニン

単なる健康診断や人間ドックという通常のありきたりの検査では、生体リズムの異常はチェックできません。まずは、自律神経機能検査、睡眠の質の評価、抑うつ気分のチェックなど、生体リズムの異常を見いだすことに視点を移した総合的健康診断のあり方を考え治すことが必要でしょう。それでも、ごく軽微な生体リズムの異常を見いだすことは困難でしょう。

体内時刻を、私たち自身が知ることができるようになれば、生体リズムの異常や時差ボケ症状を早期に、そして定量的にみつけだすことができるようになるでしょう。そして、もし時差ボケ症状がみつかったら、早期にその治療を開始することが、病気の予防、寿命の延長につながり、不老長寿も夢ではなくなることでしょう。

体内時刻を知ることは可能なのでしょうか？　今、その研究が進められています。最近になって、体内時刻を分子レベルで見いだそうとする試みが始められました。２０１０年に、山口大学の明石真教授らは、人の毛髪の毛包にある毛母細胞を用い

て比較的簡単に体内時刻を知ることができる手法を開発しました。3時間ごとに抜き取った毛髪から、数多くの時計遺伝子を計数し、各々の時計遺伝子の計数値を3時間ごとに1日にわたってカウントしていきました。この変動リズムから、人の毛髪の毛母細胞は、今何時を示しているかと評価できることになります。さらにこの実験では、人の生活リズムを1時間早い時間帯にシフトしたとき、毛髪の細胞が示す体内時刻も1時間ずれていたことを確認し、この手法の妥当性を確認しています。いよいよマウスの成果が人に応用できる時代になったことになります。この手法が検査室で検査できるようになれば、「私たちの身体が今何時を指しているのか」、自分の身体の時計を見ることができるようになります。

この手法をさらに展開し、身体のそれぞれの部位の時計の針を見ることができるようになれば、生体リズムに見合った、適切な医療を施すことが可能になることでしょう。「同時に身体の隅々の時計の針を見る」。それを目指している研究者がいます。理化学研究所の上田泰己博士らです。体内時刻を測定するためには、少なくとも24時間の定常状態（すなわち、安静臥床）が必要で、その状況下で決まった時間ごとに繰り返し組織の一部を採取することが必要でした。これでは検査を受ける人に負荷がかかりすぎます。

そこで上田博士らは、植物学者カール・フォン・リンネ（１７０７―１７７８）が考案した「花時計」にならったある方法を開発しました。17世紀のスウェーデンの植物学者リンネは、色々な花が固有の時間に咲いたり閉じたりすることに気づきました。トケイソウはお昼前に咲き、オオマツヨイグサは夕方に咲く。このように花が咲く（あるいは、閉じる）時間帯は花によって異なります。花壇を見て、どの花が咲いていて、どの花が閉じているかを観察することにより、その時の時刻を知ることができると考えたのです。30分〜1時間の誤差で時刻を知ることができます。

上田博士らは、この花時計の考え方を利用し、マウスを使った体内時刻の診断法、「分子時刻表」を提唱しました。すなわち、生体リズムにしたがって24時間周期で振動する数多くの遺伝子の発現量を測定し、多い・少ないを花の開閉に見立てました。マウスの血液を1日の様々な時刻で採取し、サンプル中の時計物質（すなわち、時間によって増えたり減ったりする物質のこと）の発現量を調べ、24時間周期で増減する代謝産物を約３００個同定し、それらを時刻順に並べ替えました。

これが「代謝産物時刻表」、すなわち「分子時刻表」です。この時刻表を基に、任意の時刻に採取して測定した時計物質の発現量から、「体内時刻」が測定できると提唱したのです。時差ぼけを起こしたマウスで、時差の分だけ体内時刻もずれていることが確認されました。

体内には24時間のリズムで時を刻んでいる代謝産物が数百個もあることが見いだされています。ゲノミクス[注1]・プロテオミクス[注2]に呼応して、筆者らは**クロノミクス**（140ページ脚註参照）を提唱してきましたが、上田らのこの手法は、メタボロミクス[注3]と呼ばれています。心臓由来、血管由来、肝臓由来、腎臓由来、そして皮膚や粘膜由来の代謝産物から時刻がわかるのです。ごく近い将来、「私たちの臓器が、今何時を指しているのか？」という「体内時刻」が読めるようになりそうです。

そこで、生体リズムのみだれを正しく保つための方法を知っておくことが大切になります。不眠の有無の評価とともに、昼間の生活スタイルの見直しが重要です。職場環境のチェック、食事の量とタイミング、昼間の適切な運動量と運動時間を定期的に見直すことが大切です。

さて生体リズムを整える工夫について、まとめてみましょう。

3つのコツがあります。

注1 ゲノミクス：ゲノムとは、ある生物のもつすべての遺伝情報を意味する言葉。ゲノミクスとは、ゲノムと遺伝子について研究する生命科学のこと。「生命の設計図」であるゲノム情報を研究する学問体系ともいえる。

注2 プロテオミクス：ゲノム科学の進展とともに、タンパク質の料学を系統的・包括的にとらえようとする研究領域が発達してきました。プロテオームとは、生物の生命を構築しているタンパク質を総体的に表現した言葉。プロテオームを扱う学問体系、これをプロテオミクスと呼んでいる。

注3 メタボロミクス：メタボロームとは「代謝産物の総体」を意味する言葉。たとえば、血液中には、数百種類以上の代謝産物が存在する。その変動を正確に測定するために、液体クロマトグラフィー法やキャピラリー電気泳動法によって個々の代謝産物を分離し、数多くの代謝産物を網羅的に測定する。メタボロミクスとは、メタボロームを研究する学問体系のこと。

まず1つ目は、朝の太陽光です。光の強さ（照度）と、その持続時間が重要です。両者の積が大きいほど、生体リズムを強く守ることができます。夜ではなく「朝」に光を浴びることが大切です。蛍光灯でも電燈でも、必ずしも太陽光でなくてもその効果は十分ですが、**2500ルクス**[注1]以上の明るい光をあびること、なかでも**青のスペクトル**[注2]を含んだ光が有効です。生体時計への信号は、色を読むロドプシン（視覚系視細胞）ではなく、**メラノプシン**[注3]がその役目を果たすからです。

照明を朝にあびると、生体リズムの位相が約1時間前進することは、これまでに説明しました。人も地球と同じように自転しているのですが、地球の自転が24時間であるのに対して、1時間長い25時間のリズムで自転しています。そのため、朝、光を浴び、生体リズムの位相を1時間前進させる

注1 2500ルクス：午前9時から11時までの机上の明るさが2500ルクスぐらいで、晴れた日の北側の窓際にほぼ相当する光の量。日本では、曇天でも1万ルクスくらいあるので、自然光を浴びることで十分効果がある。ちなみに、晴天の午前10時ごろの太陽光の下で6万5千ルクス、曇天の午前10時ごろの太陽光の下、2万5千ルクスぐらい、月明かりが約0.2ルクス、星の光は0.00005ルクスぐらいとされる。

注2 青のスペクトル：青色光は、460nmの短波長の光。朝の太陽光の中でも、青色の光が、体内時計の針を調節するのにもっとも有効。一方、夜、メラトニンが十分分泌されるのは、真っ暗にすることが必要で、少しでも光を浴びるとメラトニンの分泌が抑制され不眠になってしまう。その効果は、なかでも青色スペクトルで大きく、たった8ルクスという弱い青色光が1200ルクスという白色光と同じ効果を示す。青色光の効果が強いのは、従来の視覚系視細胞（ロドプシン）とは異なり、体内時計の調整には、メラノプシンを含む神経細胞が関与しているため。

注3 メラノプシン：人を含む哺乳動物が、光を感知するために使っているのは、光受容体と呼ばれる2つのタイプの光を検知する細胞（桿体と錐体）。桿体は、薄明りを拾い上げるためにロドプシン色素を使用し、錐体は、色を識別するために関連する色素を使用する。桿体と錐体という光受容細胞のおかげで、私たちの脳は、イメージを構築する為に光を使用することがでる。一方、最近の研究で、光と闇に反応する3番めのタイプの細胞が識別された。光に敏感な細胞で、光を感知するために使っているのが、メラノプシン（melanopsin）という色素である。

ことが生体リズムを守るためのコツです。もし、夜に光を浴びると生体リズムの位相は1時間遅れます。もともと25時間の時計ですので、夜の光は禁物です。

その2つ目は、夜のメラトニンです。夜のはじめにメラトニンが働くと、生体リズムの位相は前進します。夜、厚手のカーテンを引いて真っ暗闇にするとメラトニンの分泌が高まります。太陽光とは逆に、もし朝に、メラトニンのサプリメントを服薬してしまうと、生体リズムの位相は遅れますから要注意です。夜のメラトニンこそ生体リズムを整えるコツなのです。

メラトニンはごく微量（生合成される内因性メラトニンは非常に微量で、松果体当たりのメラトニン含量は、数百ピコグラムから数ナノグラム程度）しか分泌されませんので、微量のメラトニンを受ける受容体の存在が必要です。メラトニンを受ける受容体には、MT1とMT2の2種類があります。わが国では2010年、メラトニン受容体作動薬が発売されました。MT1は視交叉上核と下垂体にあり、メラトニンリズムの振幅（めりはり）を大きくする働きをします。MT2は視交叉上核と網膜に多く存在し、この受容体が夜に刺激されると生体リズムの位相が前進します。上述の通り、朝、この受容体が刺激されると生体リズムの位相は遅れますから要注意です。

夜のメラトニンは、睡眠を誘います。MT2受容体が刺激され、生体リズムの位相が前進し、眠けの位相が前進することがその一因です。メラトニンによる振幅の増大は、すなわち睡眠の質を高めることになります。メラトニンには深部体温を下げる作用もあります。ちょうど入浴し体を温めた後に床につくと、徐々に体温が下がり、それとともに眠気度が上がってくるのと同様に、深部体温を下げる作用により眠気が誘われます。

従来の睡眠薬は、脳内に広範囲に存在するGABA受容体に作用して、脳をむりやりに眠らせるという薬剤でした。脳にはGABA受容体が睡眠中枢以外にも数多くの部位に存在しています。そのため、睡眠中枢に作用し眠りを誘うものの、その睡眠は自然睡眠とは異なります。睡眠中枢以外に存在するGABA受容体が刺激され、転倒しやすくなる（医学用語にて筋弛緩作用）、もの忘れ（健忘）が起きてしまう、服薬中止時に反跳性に強い不眠が起きてしまう、依存症など、数多くの副作用がみられます。２０１０年に発売されたメラトニン受容体作動薬ラメルテオンは、メラトニン受容体だけに作用しますので、このような副作用はなく自然な眠りをもたらしてくれることが特徴です。

メラトニンにはその他、様々な作用があります。入眠を誘うだけではなく、睡眠・覚醒リズムと連関しつつ、人のサーカディアンリズムを調節します。また、直接に体内（中枢）時計に影響し、生体リズムの乱れを治します（図35）。また、時差ぼけを予防し、時差ぼけを改善する作用があります。

　そのほかメラトニンには、さまざまな利点が報告されています。自律神経や免疫系に作用し健康を保持すること、骨粗しょう症を予防すること、発癌を抑えること、老化を遅らせることなどです。いずれも夢のような〝魔

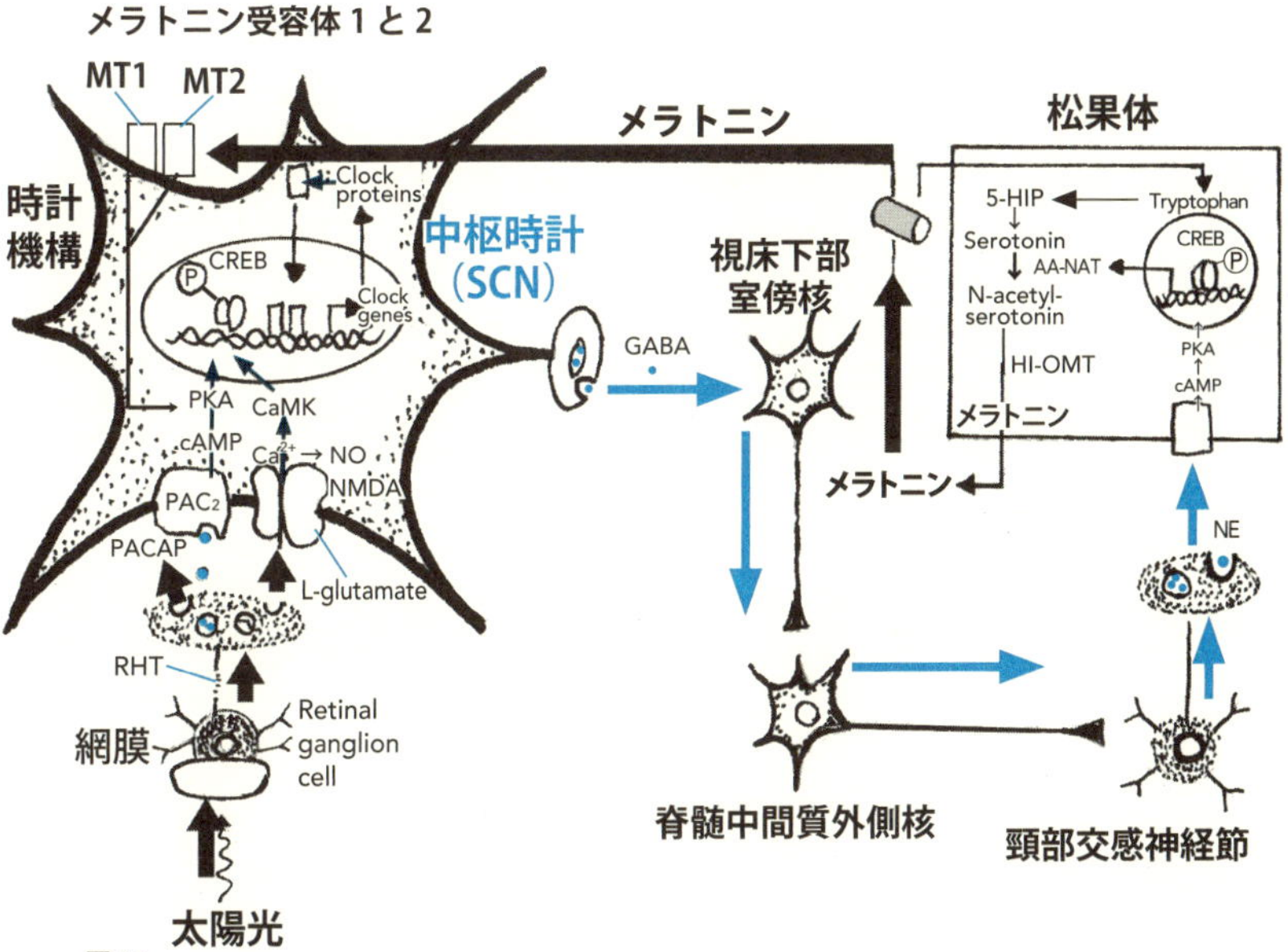

図 35

生体リズムを正しく維持するために必要な中枢時計とメラトニンの相互作用

　中枢時計（視交叉上核、図中 SCN）は、交感神経を介して、脳の松果体から分泌されるメラトニンのリズムを調節します（図中、青の矢印）。一方、脳の松果体から分泌されるメラトニンは、中枢時計に働きかけ、メラトニン受容体（MT1 と MT2）に働きかけ、生体リズムの時計を、地球の自転の時刻に調整します。それゆえ、生体時計が正しく働くためには、十分な量のメラトニンが必要です。

（Benarroch E. 他、Neurology. 2008; 71: 594-598 より引用改変）

法"の作用のようにみえます。

しかし視点を変えれば、この効果はいずれも、乱れた生体リズムを改善し、サーカディアンリズムを正しく維持することができた結果なのでしょう。

規則正しい生活を送り、生活リズムを守ることがいかに大切であるか、読者の皆様も、十分おわかりになったことと思います。

生体時計が正しく働くには、十分なメラトニンが必要です。しかし一方では、松果体から分泌されるメラトニン量は、加齢とともに減少していきます(図36)。

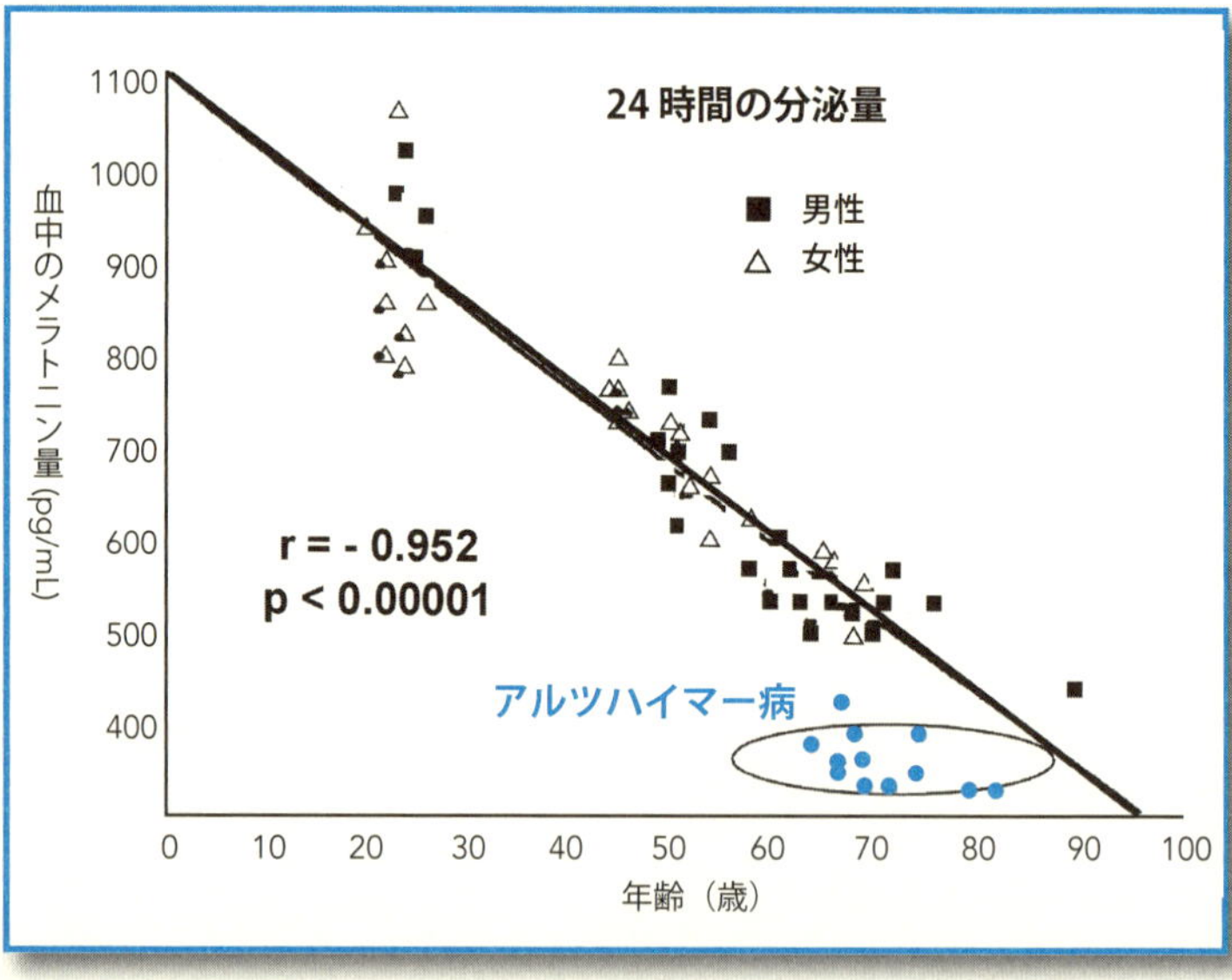

図36

加齢とともに低下するメラトニンレベル

脳の松果体で合成され、分泌されるメラトニンは、年齢とともに減少していきます。1～3歳が最大で、思春期以降減少し、70歳を超えるとピーク時の1/10になってしまいます。なかでもアルツハイマー病などのもの忘れをする老人では、メラトニンが著しく低下していることがわかっています。

それゆえ、メラトニン受容体に作用し、メラトニンの分泌を高める、メラトニン受容体作動薬（ラメルテオン）の効果が、いま大きく期待されています。

米国のコンビニで購入できるサプリメントのメラトニン錠には、不純物が多く含まれ重篤な副作用がある場合もあり、米国では薬剤になるまでには至りませんでした。日本では２０１０年に、メラトニン受容体に作用しメラトニンと同様の効果を発揮する薬剤、ラメルテオンが開発され発売されました。メラトニン受容体への親和性がメラトニンの６倍～10数倍も大きいことから、その効果が期待されています。服薬に際してどのような注意が必要か、十分に調査されていますので、医師の指示に従って、正しく服用すれば、前述した通りの効果が得られことでしょう。

生体リズムを整えるための３つ目のコツは、食事です。なかでも朝食に重点をおくことが大切です。空腹（あるいは飢餓）の時間が長いほど、時計の針をあわせる力が強いからです。朝食と昼食の間、昼食と夕食の間に比べて、夕食と朝食は最も長く、間があきます。そして、できるだけ決まった時刻にとることです。おいしいお茶やコーヒーとともに、温かい主食と、定量の副食に野菜も種類を多めに、見た目も美しい朝食をとりましょう。家族の愛に満ちた、内容の濃い食事こそ健康によいということでしょうか。英語では朝食のことを、"breakfast"といいます。すなわち、絶食（"fast"）をうち切る（"break"）という意味合いです。昼食、夕食以上に意味のある食事であることを示しています。

食事からくる栄養刺激は、まず末梢時計（子時計）の針を調整しますが、同時に中枢時計（親時計）の針も合わせます。絶食（すなわち、強い空腹感）は、体内時計の周期を短くするとの報告があります。そのため見かけ上、時計の針が進むことになりますが、朝食は進みすぎた時計の針を遅らせ、時刻を調整するのです。朝食の量は、多いほど、時計の針を合わせる力が強いこともわかっています。心のこもった朝食を、ある程度しっかりとるように心がけましょう。食事とともに、お茶やコーヒーなどのカフェインの効果も重要です。食物とは独自に、時計の針を合わせる効果を持っているからです。

食事をとると、インスリンが分泌されます。そのインスリンが時計遺伝子 *Per* の合成を高めます。たとえ糖尿病があって、生体リズムが乱れている人でも、朝食を規則正しく、ある程度の量をきちんととる毎日を繰りかえしていると、生体リズムが新しく補正され維持されることになります。コレステロールが高くて悩んでいる人にも同様の効果があります。規則正しい朝食は、乱れた肝臓の働きを正常の生体リズムに改善してくれます。その結果、適切なコレステロールの代謝が復活し、コレステロールも正常値に近づいていくのです。

最近、食事による体内時計の針を合わせる仕組みが、これまで知られていた体内時計（中枢時計）を介さないことが明らかにされてきました。動物への給餌を、自由にいつでも食べられる状況から、1日のうちの特定の時間帯しか食べられないという「制限給餌」の状況に設定すると、様々な行動や体温のリズム、自律神経やホルモンのリズムなどの、多くの生物学的機能のリズムが、食事の時間帯に合ってくるのです。体内時計（脳の視床下部視交叉上核）を壊して、生体リズムがみられなくなった動物ですら、このような状況に置くと食事の時間を中心にリズムがつくられてきます。

今、食事のリズムを統括する時計の在処が探索されています。視床下部背内側核がその候補の一つですが、まだ十分には明らかにされていません。摂食を亢進するオレキシンというホルモンを生成する視床下部外側領域、食欲を高めるグレリンというホルモンの作用部位である視床下部や中脳など、脳の様々な部位が協調して働き、食事のリズムをつくりだしているのではないかとも考えられています。いずれにせよ、食事からくる栄養刺激として獲得した時刻情報は、インスリンや副腎皮質ホルモン、あるいは自律神経などを介して全身に伝わり、生体リズムの時計の針が調整されることになります。

九州大学名誉教授の川﨑晃一博士は、同じ1日12gの食塩摂取であっても、夕食時に多くとるようにすれば、血圧は低くなることを報告しています。血圧を上げるレニン・アンジオテンシン・アルドステロンというホルモンが、朝から昼に高く、夕方に低いからです。アルドステロンが少ない夕方であれば、多少多めに塩分をとっても、さほど血圧は上がらないという理屈です。

朝食を食べない子どもの学力成績が悪いこと、あるいは徒競争などの体力も低いことが、文部科学省の調査で明らかにされています。体全身を活性化するためのホルモンのリズム調節に、朝食が欠かせないからです。

食事のリズムと時計遺伝子のかかわりについての研究も進んできました。時計遺伝子 *Per2* に異常がある動物では、制限給餌の状況下で、食事のリズムをつくりだすことができません。*Cry1* と *Cry2* の２つの時計遺伝子にダブル異常がみられる動物でも、食事のリズムが安定しません。核内受容体の *Rev-erb α* は、代謝のホメオスターシスを維持するという重要な役目とともに、時を刻む時計遺伝子としても働いていますが、この *Rev-erb α* に異常がある動物でも、制限給餌の状況下で食事のリズムをつくりだすことはできません。

一方、*B-mal 1* は昼間に消費したエネルギーを夜間に回復する役目をになっている時計遺伝子で、*Rev-erb α* とともに代謝のホメオスターシスを維持するのに重要な時計遺伝子です。この*B-mal 1*に異常がある動物では、制限給餌の状況下で食事のリズムがほぼ正常につくり出され、血管・心臓・肝臓・肺などの末梢時計も食事のリズムに合わせて時を刻むことができます。

このように食事のリズムをつくる腹時計の仕組みは、これまで視床下部視交叉上核を中心として考えてきた定説では、必ずしも明解には説明することができないという様相になってきました。光やメラトニンと体内時計とのかかわりとは別の仕組みがあるように思われます。それゆえ、生体リズムを守るためのコツとして、食事の持つ意味は重大です。

以上の3つの基本に加え、補助的な事項ではありますが、次の5つの試みも、生体リズムを整えるのに有効とされています。

(1) 昼間の勤務(退職した人の場合は社会活動)

北欧の冬は、太陽が地表に顔を出さない季節です。いわば、24時間中、夜であるともいえます。そのため、体内時計がくるってしまい、冬季にうつ病になる人が少なくありません。うつ病にまでならなくとも、だるい、眠い、集中できない、便秘がち、寒いなどの、いわゆる、不定愁訴が多くなります。ところが、空軍に属する人々には、この苦しみはみられません。太陽光がなくとも、規律正しい生活が、生体リズムを約24時間に維持しているためと考えられています。

わが国で実施された大規模臨床試験でも、シフトワークに従事する人々には肥満が多いこと、心筋梗塞で死亡する人も多いこと、その理由は時計遺伝子*B-mal 1*が正しく働いていないことだとつきとめられています。1970年ごろから糖尿病が急速に増えていますが、その原因の一つが、遅くとる夕食と生活リズムの乱れであるともいわれています。

(2) 起床時刻を一定にすること

適切な睡眠時間を確保することとともに、あるいはそれ以上に大切です。人は起床後、日差しを浴びてから、15~16時間後に眠くなるように、生体リズムが設定されています。友人とのつき合いで、たとえ就寝時刻が遅くなっても、起床時刻は一定にする努力こそ大切です。成人の場合は、早寝早起きよりも、早起き早寝が重要と考えることが体内時計の理にはかなっています。

(3) 起床後の適度の交感神経緊張も大切

朝に飲む美味しい緑茶やコーヒーは、適度の交感神経緊張をもたらします。朝のグレープフルーツもよいでしょう。朝の散歩は、なおさらに好都合で、日光浴と重なり、一石二鳥となります。

(4) メリハリをつける

昼と夜に適度の寒暖のメリハリをつけることや、適度の騒音―静寂リズムをつくることも有効であるとされています。

(5) 末梢時計のリズムを整える

このように中枢時計のリズム回復を図ることに加えて、あわせて末梢時計のリズムを整えるための工夫を試みることが大切です。「腹時計」を調整するための工夫とともに、次のような心配りも試してみましょう。起床時に必ず髪をすく。顔を洗う。うがい・歯磨きをする。乾布摩擦をする。テレビ体操やラジオ体操をする。クラシックなどの好きな音楽を聞くなど。そして、時々、時計を見ることが有効です。

前述の3つの重点事項と5つの補助事項を自覚しつつ、自分自身のもっている生体時計をしっかりと見つめ、その時計に合わせた規則正しい生活を送ることこそが、健康な身体とこころを維持するために重要です。

要点を図37にまとめてみました。子どもと大人で少し違う点に注意してください。

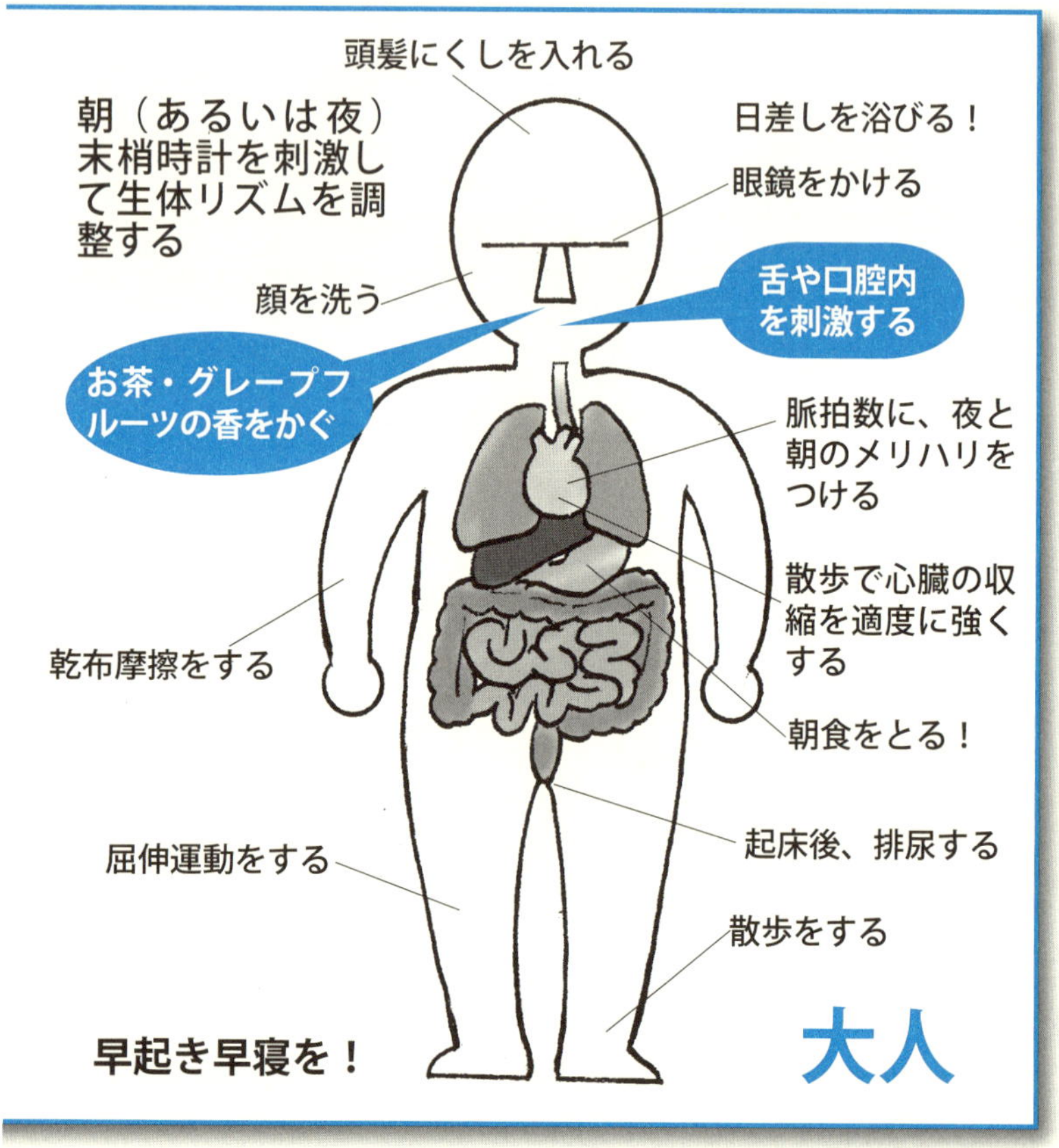
頭髪にくしを入れる
朝（あるいは夜）末梢時計を刺激して生体リズムを調整する
日差しを浴びる！
眼鏡をかける
顔を洗う
舌や口腔内を刺激する
お茶・グレープフルーツの香をかぐ
脈拍数に、夜と朝のメリハリをつける
散歩で心臓の収縮を適度に強くする
乾布摩擦をする
朝食をとる！
起床後、排尿する
屈伸運動をする
散歩をする
早起き早寝を！
大人

さて、この生体リズム調整法。大人と子どもで少し違います。朝、同じ時刻に起きることが大切なのは、大人も子どもも同じですが、子どもの場合は、十分な睡眠時間が重要です。すくすくと成長するには、それが必要です。ですから、親御さんは是非早寝を励行し、守らせてください。

一方、大人の場合は、睡眠時間よりも起床時刻を一定にすることが大切です。起床後、太陽光を浴びて、体内時計の針を地球の自転に合わせると、それから15時間経つと眠くなるように、人の身体はつくられています。起床後の12時間から15時間の間は、眠ろうとしても眠られない時間帯です。大人の場合は、起床時刻を一定にすることが、生体リズムを守るための第一のコツです。

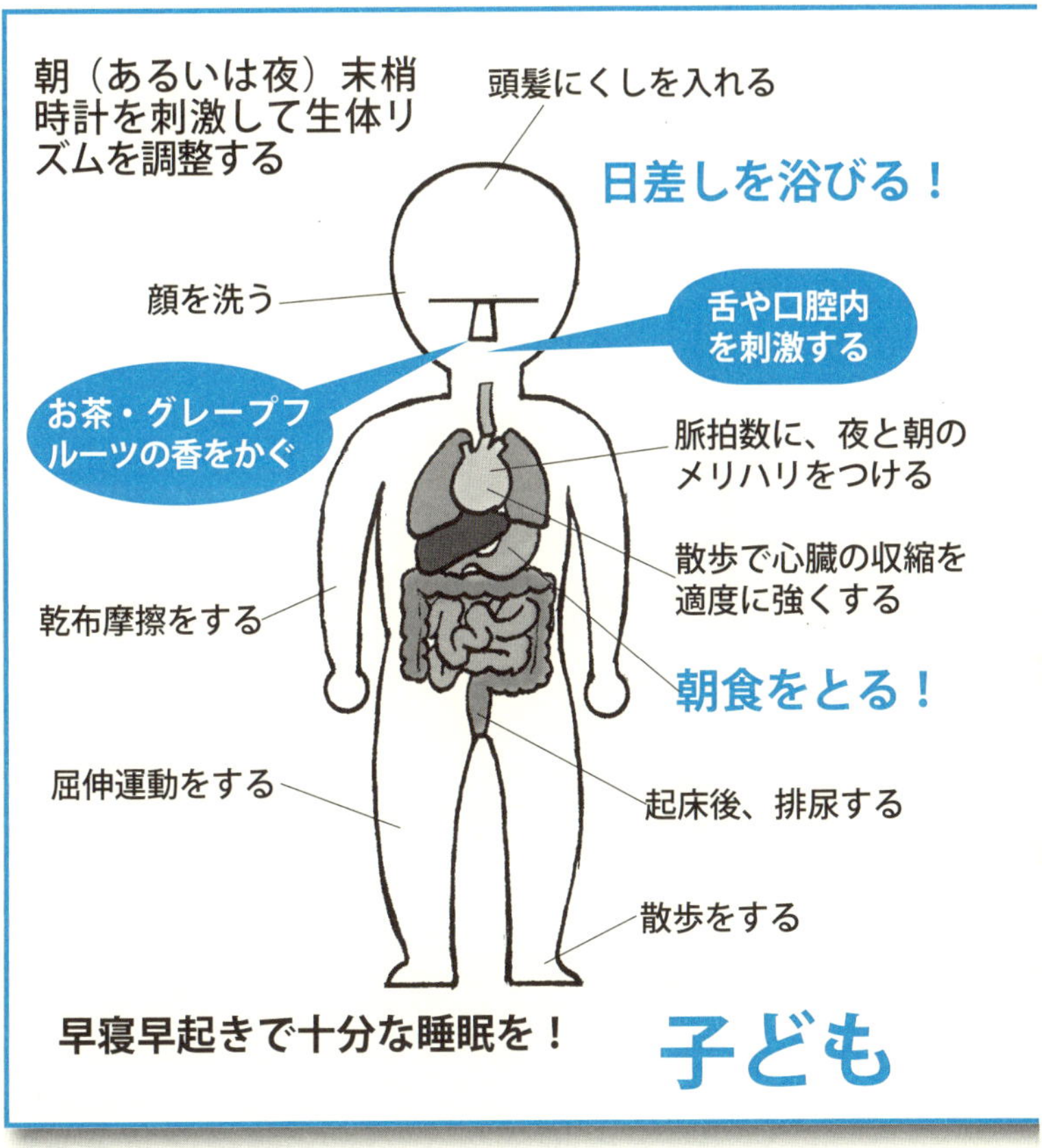
朝（あるいは夜）末梢時計を刺激して生体リズムを調整する
頭髪にくしを入れる
日差しを浴びる！
顔を洗う
舌や口腔内を刺激する
お茶・グレープフルーツの香をかぐ
脈拍数に、夜と朝のメリハリをつける
散歩で心臓の収縮を適度に強くする
乾布摩擦をする
朝食をとる！
屈伸運動をする
起床後、排尿する
散歩をする
早寝早起きで十分な睡眠を！
子ども

図 37

生体リズムを整えるコツ

生体リズムを整えるには、親時計（中枢時計）を整えるだけではなく、子時計（末梢時計）もしっかりと調整することが重要です。朝の光、夜の十分な睡眠、朝の食事をしっかりとり、そして朝用のハーブティー（ハーブティーの代わりに、美味しい緑茶やコーヒーでも結構です）。そして規律正しい生活、昼と夜に適度の寒暖のメリハリ、適度の騒音ー静寂リズムなどがあれば、親時計はきちんと調節できるでしょう。

しかし、加えて、子時計への調整が必要です。起床時に必ず髪をすく。顔を洗う。うがい・歯磨きをする。乾布摩擦をする。テレビ体操やラジオ体操をして、関節や腱・筋を適度に刺激する。小用をすませる。クラシックなどの好きな音楽を聞くことなどで耳（鼓膜）を適切に刺激する、などです。そして、時々、時計を見ることが有効です。夕刻そして夜が来れば、夜用のハーブティー。これが理想の生体リズム調整法です。

付録 生体リズムの謎を解くQ&A 20の質問

さて、生体リズムについてのおさらいに、次の20の設問に、「はい」「いいえ」で答えてみてください。生活の知恵として、きっと役に立つと思います。

Q1 体内時計は脳にある 「はい・いいえ」

Q2 体内時計のリズムはちょうど24時間 「はい・いいえ」

Q3 睡眠時間が短いと病気になりやすい 「はい・いいえ」

Q4 体内時計がくるうと病気になりやすい 「はい・いいえ」

Q5 体内時計のくるいは調整（リセット）できる 「はい・いいえ」

Q6 体内時計は、光に大きく反応する 「はい・いいえ」

Q7 メラトニンは、睡眠を誘うホルモンである 「はい・いいえ」

Q8 時差ボケは心の持ちよう 「はい・いいえ」

Q9 夜型であっても、努力すれば朝方になれる 「はい・いいえ」

Q10　食事のなかで夕食がいちばん大切　［はい・いいえ］

Q11　就寝前の食事は、肥満の大敵　［はい・いいえ］

Q12　赤ん坊（乳児）の体内時計は大人に比べてくるいやすい　［はい・いいえ］

Q13　女性は、男性よりも体内時計が乱れやすい　［はい・いいえ］

Q14　メラトニンは、年をとるとともに減ってゆく　［はい・いいえ］

Q15　乱れた生活リズムを続けるとメタボリック症候群になる　［はい・いいえ］

Q16　睡眠時間が短いと癌になりやすい　［はい・いいえ］

Q17　乱れた生活リズムを続けると、癌になる　［はい・いいえ］

Q18　病気は月曜に多い　［はい・いいえ］

Q19　急死は秋に多い　［はい・いいえ］

Q20　宇宙飛行士は早く老ける　［はい・いいえ］

いかがですか。自信をもって答えられたでしょうか。
回答と解説は以下の通りです。

Q1　体内時計は脳にある　A　いいえ

中枢時計は、脳の視床下部視交叉上核に存在します。1972年にその存在が発見されて以来、数多くの研究が積み重ねられました。そして25年を経た1997年に、人の時計遺伝子が発見されました。時計遺伝子が発見されると、その遺伝子はどこにあるのだろうという研究が始まりました。その結果、脳にあるだけではなく、心臓や血管、肝臓や腎臓、あるいは皮膚や粘膜など、体のすべての細胞に時計遺伝子が存在していることが発見されたのです。すなわち、人をはじめとする哺乳動物では、身体の中の数十兆ものほとんどの細胞で、分子時計（体内時計）が回っていたのです。

Q2　体内時計のリズムはちょうど24時間　A　いいえ

人のような昼行性動物では、地球の自転よりも1時間長い約25時間で、ラットやマウスのような夜行性動物は、地球の自転よりも1時間短い約23時間で、体内時計の時計の針が回っています。活動期の最初の時間帯に光（なかでも青い光）が当たると、体内時計の針は約1時間進み、休息期の最初の時間帯に光が当たると、体内時計の針は約1時間遅れるからです。

朝、太陽の陽射しを浴びることにより、私たちの身体の中にある時計の針が調整されます。生体リズムを保つために、朝、十分の光を浴びることが必要な理由はここにあります。

Q3 睡眠時間が短いと病気になりやすい　A はい

光は睡眠・覚醒のリズムにも強く影響し、「起床後、最初に陽射しを浴びてから15時間後にはじめて眠くなる」という仕組みが組み込まれています。質のよい眠りを得るためには、たとえ前の晩の就寝が遅くとも、いつもと同じように、朝早く起きることが大切です。「早寝早起き」ではなく、「早起き早寝」が基本の姿です。しかし、子どもの場合は、「成長」という重要な課題があります。よく眠るためには「早寝早起き」が必要です。そのため、子ども（幼児）の場合の標語は「早寝早起き」、大人の場合の標語は「早起き（早寝）」ということになります

私たちの身体には、約24時間のリズムとともに、約12時間のリズムがあります。誰もが正午から午後2時までの間に、眠くなる時間帯があります。それゆえ、生体リズムの観点からは、午睡が大切で、正午から午後2時までの間に30分未満の午睡は、生活の質を上げるための生活習慣の工夫として有効です。ただし、30分以上昼寝をしてしまいますと、目覚めた後、身体がしゃきっとしなくて仕事の効率がかえって悪くな

ることがあり、また、長すぎる昼寝の間に、その夜に眠りにつくための睡眠物質が使われてしまい、かえって不眠を招くことがあります。昼寝は、「正午から午後2時までの間に30分未満」がキーワードです。昼寝の前においしいお茶やコーヒーを飲んで眠ると、30分後にカフェインが効いてきて目が覚めます。参考にしてください。

Q4 体内時計がくるうと病気になりやすい　A はい

生体リズムの乱れが生活習慣病や寿命を短くする原因であることが報告されています。時計遺伝子がみつかったことにより、時計遺伝子のない動物（時計遺伝子のノックアウト動物と呼ばれます）をつくることができるようになりました。その体内時計がくるった動物を、時計遺伝子異常のみられない動物と比較することにより、次のような事実が明らかにされてきたのです。①高血圧・糖尿病・コレステロール高値・肥満などの生活習慣病になる。②骨の代謝が障害され、骨折しやすくなる。骨は昼間とけて、夜つくられるという1日リズムをくり返すことにより、骨質をよくするよう、毎日、体内時計によってチェックされているのです。③癌になりやすく、癌が大きくなるスピードも速い。④血管の老化が速く、筋肉や骨、血液や免疫機能などすべての機能で早期老化がみられる。⑤その結果、寿命が短くなる。⑥飲酒を好むようになりアルコール依存症になる、などです。

Q5 体内時計のくるいは調整（リセット）できる　A はい

生体リズムの異常は矯正することができます。いくつかの方法があります。ひとことでいえば、規則正しい生活を送るように努力するということですが、次のような要点があります。①朝、十分な太陽光を浴びる。朝の太陽光で約25時間リズムの体内時計の針が1時間速く進みます。朝の光こそ、体の自転と地球の自転を一つにする最も効果的な手段です。なかでも、青い色の光が有効です。②食事をきちんと規則正しくとる。なかでも朝食をとることが重要です。空腹時間が長いほど時計の針を調整する能力が高いからです。夕食をたくさん食べると、いわゆる夜食のような感じになり、時計の針が遅れてしまう効果がみられます。十分な朝食をとることが大切です。なかでも、朝日が出ているときに朝ご飯をとるのが一番効率をよくする朝食のとり方です。③そして夜のメラトニンです。メラトニンを十分に身体の中から放出するにはいくつかのコツがあります。メラトニンは夜、真っ暗闇の中ではじめて分泌されます。電気を消して眠ることが大切です。規則正しい社会生活、朝の散歩など、生体リズムを保つ工夫が大切です。

Q6 体内時計は、光に大きく反応する

A はい

人の体内時計は、1日が約25時間に設定されています。地球の自転よりも1時間遅いのです。そのため、この1時間のずれを調整しないままで生活していくと、身体のリズムは地球の自転のリズムから、時刻と毎日1時間ずつずれていくことになります。朝日が出る時刻と目が覚める時刻が毎日1時間ずつずれていき、12日経ちますと昼夜が逆転することになります。

このことを最初に調べる

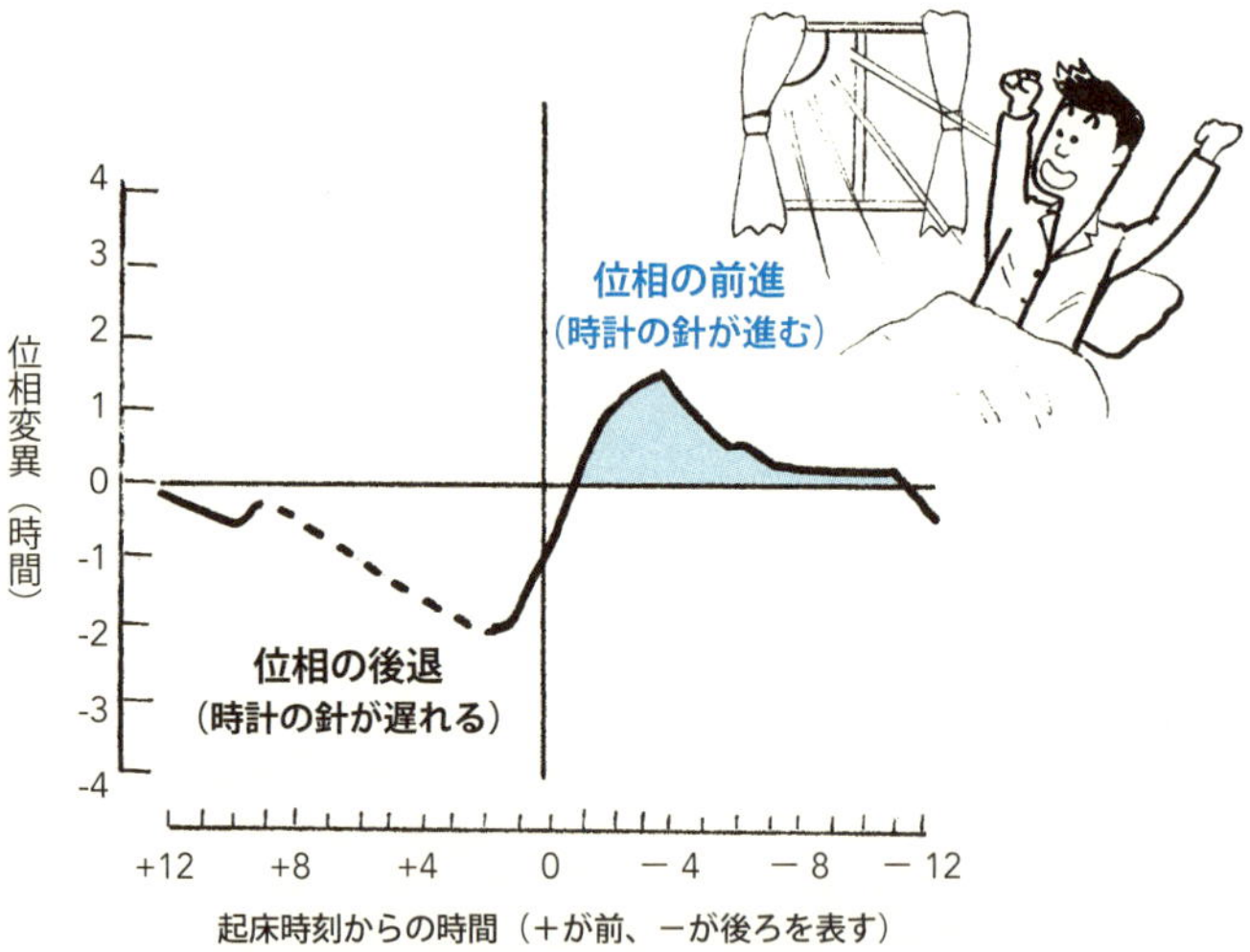

図38

位相反応曲線　いつ光を浴びると、体内時計の針がどのように変化するのかの調査結果

体内時計の針は、光を浴びる時刻によって、動く量や動く方向が異なります。朝の時間帯に光を浴びると、体内時計の針は速く進み、夕刻から夜の始まりの時間帯に光を浴びると、体内時計の針は遅れます。

図の横軸は、朝の起床後からの時間を示しています。－が起床後を、＋は起床前を表します。縦軸は、体内時計の針の動きを示しています。＋は針が進むこと、－は針が遅れることを示します。朝の起床後1～4時間ぐらいに光を浴びると、体内時計の針がより効率よく調節できることを示しています。一方、朝の起床後12時間以上経って、光を浴びたのでは、体内時計の針はむしろ遅れてしまうことが読みとれます。

試みを実行したのが、ナサニエル・クライトマンでした。助手のブルース・リチャードソンとともに地下500メートルのマンモス洞窟（ケンタッキー州）で32日間を過ごし、助手がいつ眠りにつき、そして覚醒するのか、その時刻の移り変わりと体温の記録を綿密に計測し、つづっていきました。この研究方法は約20年後に、ドイツのユルゲン・アショッフによって、隔離実験室研究として確立されます。

体内時計の針を調整するために働いているのが光です。朝の時間帯に光を浴びると、体内時計の針は速く進み1時間の遅れを調整します。アショッフは、いつ光を浴びると、体内時計の針がどのように変化するのか。そのことをていねいに調査しました。その結果、光を浴びる時刻によって、体内時計の針が動く量や動く方向が異なることを見いだしました。位相反応曲線として図38に著しました。たとえば、夕刻から夜の始まりの時間帯に光を浴びると、体内時計の針は遅れてしまうのです。

Q7 メラトニンは、睡眠を誘うホルモンである A はい

メラトニンは睡眠を誘います。朝起床後、15時間ほど経つと、メラトニンの分泌が始まります。夜のメラトニンは、体内時計の針を前進させ眠気を誘います。また昼夜のメリハリを強調することにより、睡眠の質を向上します。体温を下げる作用

があり、自然な眠りを誘います。交感神経の高ぶりを抑える作用をもっており、血圧を低くして不眠を防ぎます。

メラトニンは、夜に真っ暗な環境をつくることにより十分な量が分泌されます。もし、少しでも光が入るとこのメラトニンの分泌量は減少します。薄暗い明かりであっても、テレビゲームなどの精神的作業が加わると、メラトニンの分泌抑制効果が倍増され、不眠の原因になります。

Q8 時差ぼけは心の持ちよう　A いいえ

生体リズムとは、睡眠・覚醒、体温、血圧、心拍、排便など、身体の様々な働きのリズムが、よせ集まったものです。睡眠や血圧・心拍のリズムに比べ、体温や排便のリズムは、海外での生活リズムに順応するのに、10日間ぐらいを必要とします。そのため、旅行前には身体の中で、一つに統一されていたリズムが、新しい環境下ではバラバラになってしまいます。これが時差ぼけです。海外の生活リズムに順応するのに、必要とする時間に、時間差があります。1週間から遅い人では数カ月が必要です。その結果、眠気、疲労感、目の疲れ、精神作業能力の低下、食欲低下、気力低下、はきけ、いらいら、便秘など、様々な症状が出現することとなります。

最近、時差ぼけの原因遺伝子が、時計遺伝子の*Perl*であることがわかりました。

Q9 夜型であっても、努力すれば朝方になれる　A いいえ

朝型か夜型かという傾向は、私たちの遺伝子に組み込まれています。ですから、不可能ではありませんが、困難です。

Q10 食事のなかで夕食がいちばん大切　A いいえ

私たちの体内時計から発振されている時計信号は、25時間周期です。地球の自転と1時間ずれています。この時間のずれは、毎朝、①太陽光を浴びること、②朝食をとること、③仕事や学校に出かけることなどにより、修正されます。「食事の中で、朝食が一番大切」が正解です。

Q11 就寝前の食事は、肥満の大敵　A はい

時計遺伝子*B-mal 1*は、昼間の活動期に使い果たしたエネルギーの不足分を、夜間に補い、備蓄することに関連した時計遺伝子です。この遺伝子のサーカディアンリズムは、夕方から深夜にピークを迎えます。それ故、就寝前に食事をすると、そ

の成分は *B-mal 1* の働きにより、効率よく脂肪に変換され、脂肪組織に蓄えられていきます。まさに、就寝前の食事は、肥満の原因なのです（時計遺伝子についての詳細は、第1章3項生体時計研究の発展および第3章親時計と子時計とは？　を参照下さい）。

Q12　赤ん坊（乳児）の体内時計は大人に比べてくるいやすい　A　はい

睡眠と覚醒をくり返す身体のリズムは、5〜6歳ごろに明瞭になります。生まれたばかりの赤ん坊は眠っているばかりで、ほとんどサーカディアンリズムはみられません。生後2カ月で24時間よりも少し長いリズムが現れてきますが、弱々しいリズムで、たとえば仕事から帰ってきた父親が、息子の顔をのぞき込むために電球をつけると、それだけで子どものリズムは乱れてしまいます。

体温のリズムが現れてくるのも、生後2〜3カ月ごろです。そして、しっかりとしたサーカディアンリズムが完成するのは5歳を過ぎてからです。

Q13　女性は、男性よりも体内時計が乱れやすい　A　はい

月経周期のある女性は、男性よりも、体内時計が乱れやすい（影響を受けやすい）

傾向があります。時を刻む仕組みに影響する、いくつかの核内受容体の一つに、女性ホルモン（エストロゲン）受容体があります。この女性ホルモン受容体を介して、サーカディアンリズムと月経周期のリズムが干渉しあっています。そのため、女性の方が男性よりも体内時計が乱れやすいと考えられています。

Q14 メラトニンは、年をとるとともに減っていく　A はい

メラトニンの分泌量は加齢とともに減少していきます。1〜3歳が最大で、思春期以降減少し、70歳を超えるとピーク時の1／10〜1／20にまで低下してしまいます。認知症の人では、メラトニンはさらに低くなっています。メラトニンが減少してくると、睡眠の質が悪くなり、睡眠—覚醒リズムが乱れてきて、生体リズムもくるいやすくなってきます。

メラトニンの分泌リズムは、睡眠自体にも影響されますが、主として脳にある体内時計に直接的に統御されています。そのため加齢とともに、時計細胞の数が少なくなり時計遺伝子も減ってきますと、メラトニンの分泌リズムにも変化がみられるようになり、不眠になります。

Q15　乱れた生活リズムを続けるとメタボリック症候群になる

A　はい

生体リズムの乱れが、メタボリック症候群の原因であることが明らかにされました。時計遺伝子に異常があると、成長とともにメタボリック症候群になることが発見されたのです。睡眠、活動、摂食などのサーカディアンリズムに異常があると、成長とともに血液中の中性脂肪やコレステロールが増え、血糖値も高くなり、高血圧になってしまうのです。規則正しい、生活習慣を心がけましょう。

Q16　睡眠時間が短いと癌になりやすい

A　はい

40～79歳の日本人女性2万3995名を対象に、平均睡眠時間と乳癌発症リスクを8年間（1995年～2003年）追跡調査した報告があります。毎日の睡眠時間が短い（6時間以内）女性では、乳癌の発症頻度が62％大きかったことが報告されています。10万人の女性看護師を対象とした海外の研究報告でも、夜勤勤務を20年以上続けている看護師の、乳癌発症リスクが79％高いこと、一方、20年未満の夜勤勤務の場合はリスクがないことが報告されています。その原因として、夜間に光暴露を受けメラトニンの分泌量が減少することが推測されています。

Q17 乱れた生活リズムを続けると、癌になる　A はい

疫学調査で、勤務年数が長い女性看護師に乳癌や大腸癌が多いこと、また男性のシフトワーカーに前立腺癌が多いことなどが知られていました。最近の飛躍的な生体リズム研究の展開とともに、時計遺伝子の異常が、発癌の重要な原因であることが明らかにされてきました。

Q18 病気は月曜に多い　A はい

血圧は、休息日の土曜・日曜に低く、仕事が始まる月曜・火曜に高くなります。朝の血圧上昇は一過性で、起床後1〜2時間続きますが、これを医学用語では、血圧のモーニングサージといいます。この血圧モーニングサージも、休息日の土曜・日曜に低く、月曜・火曜に高くなる、明瞭な1週間の変動リズムを示します。高血圧の方は、月曜・火曜にお薬を飲み忘れないようにしましょう。

Q19 急死は秋に多い　A いいえ

血圧は夏に低く、冬に高くなります。これには個人差があり、冬と夏の差がほとんどない方と、20〜30mmHgも違う方があります。なかには、春と秋に比べて、

冬と夏に高い方もいます。家庭血圧で、ご自分の血圧変化のパターンを知り、医師によく相談することが大切です。詳細は、131ページ「4-7 リチャードソンの1・3年のリズム」の項をご覧下さい。

Q20 宇宙飛行士は早く老ける

A いいえ

宇宙に出て無重力状態に長く身をさらすと、宇宙飛行士には、一見、高齢者のような変化が現れてきます。①血圧の調節がうまくいかなくなり、血圧の変動が大きくなる。②心臓や循環系の働きが弱まり、起立性低血圧が起きる。③筋肉は衰え、やせ細り、筋力が低下する。④脚は鳥のように細くなる。⑤骨からカルシウムがとけだし、重度の骨粗しょう症になる。国際宇宙ステーションでの長期滞在が開始されると、骨量は「1カ月」で約1・0～1・5％も減少するといわれています。これは高齢者の骨粗しょう症患者にみられる「1年間」の減少量とほぼ同じです。宇宙にいるときの骨量の減少速度は、なんと高齢者の10倍以上にも達することになります。その他、⑥視力が低下してものがぼんやりとしか見えない。⑦耳が遠くなる。⑧しばしば、めまいを感ずる。⑨塩味の味覚が異常となり薄味に感じ、何を食べてもおいしくない。⑩腸の動きも悪くなる。⑪自律神経系や免疫力が低下し、病気になりやすくなる。⑫暑さや寒さに敏感になり、眠りが浅くなる。不眠症になる。

その結果、宇宙から地球に帰還した時には、身体のバランスが保てなくなり、身体の姿勢を維持できず、ふらふらし、よちよち歩きになる。廊下の角がうまく曲がれない。すぐ壁にぶつかる。転倒する。まさに老いさらばえた高齢者の姿にそっくりです。しかし、この老化に似た現象は、地上に帰還した後にリハビリを重ねていくと消え去ります。若返りが最も遅れるのが骨量減少の回復ですが、45日でほとんど元の元気な若者の姿に戻っていきます。

さて、何問正解でしたか。病気にならないための知識が身についたはずです。もっと詳しい回答は、索引を手がかりに、それぞれの章をご覧ください。

あとがき

技術評論社、書籍編集部の冨田裕一さんから、高校生向けに最近の時間医学の進歩を本にしてほしいと依頼されました。これだけ複雑に絡み合った生命の仕組みを、はたして高校生がわかるよう、噛み砕いて書くことができるのだろうか？　と困惑しました。

学術論文は、もう数百以上の英文論文を書いてきました。それでも、一般向けに、そして高校生にもわかるように書いてほしいとの依頼には、かなり腰が引けました。それからこの書に取り組んで、もう2年が経ちました。その間、生物リズム研究の進歩は著しく、生物時計の仕組みはいっそう複雑になっていきました。そのため、高校生向けのこの本を著すには、至難を極めました。やっとここまでたどり着いたという思いです。かなり大胆にわかりやすく書きおろしたつもりです。それでも難解かもしれません。

よくここまで目を通してくださったと、読者の皆さまには、こころより感謝いたします。

「時（とき）を刻む」というたったそれだけの「生命（いのち）の仕組み」が、

これほどまで健康に影響していたことに驚かれたことでしょうか？　それは読者の皆さまだけではありません。世界中の脳科学の研究者が、皆、一様に驚いているのです。

著者がもっとも驚いたことは、このような仕掛けがあることを、波動方程式や量子力学の研究で名高い、ウィーン大学の理論物理学者のエルヴィン・シュレーディンガーが、すでに予測していたことです。医師でもない物理学者が予測していたのです。１９４４年に出版された彼の著書、「生命とは何か」の中に、そのことが記述されています。興味のある読者は、どうぞ手にとってみてください。

著者が「時間生物学」にめぐり会ったのは、九州大学を卒業し、別府の温泉治療学研究所に赴任した１９７２年です。「気候内科」という診療科に入局した年のことでした。そこは、気圧変動や気温、あるいは湿度や温熱が生体にどのように影響するかを研究する研究所です。その１９７２年に、哺乳動物の体内時計が、脳の視床下部というところの、視交叉上核にあることが発見されました。そして偶然にもその冬、日本に初めての24時間連続心電図記録計（ホルター心電図の記録と解析を行う装置）が導入され、その機器が著者の所属していた「気候内科」に設置されたのでした。心臓病を時間の視点から眺める研究が始まりました。そして24時間連続心電図記録計に記録された、ある人の心電図記録をみて驚きました。医師の前では決して姿を現さない「異型狭心症」という生命にかかわるほどの重篤な病気が、真夜中の記録に描かれていたのです。今はもうみられなくなった病気ですが、その「異型狭心症」との出会いが、「時間の概念を医学にとり込むことこそ必要である」との思いを、著者の心に強く植えつけました。以来、著者は「時間医学」を追い求めていくことになります。

「時間医学」という新しい学問分野の開拓を発心し、エビデンスの確立に没頭する毎日となりました。心電図の連続記録を起点に、著者は心電図と脳波の携帯型連続記録計、心電図と脳波と呼吸曲線との連続記録装置などを開発していきました。やがて血圧の連続記録計の登場をみることとなり、白衣高血圧や仮面高血圧との出会いから、時間の概念を医学にとり込むことこそが必要との思いを確信したのでした。

そのような思いで1991年3月、時間循環器研究会を立ち上げました。その後、この分野も確実に発展していきました。やがて心電図と血圧、脳波と呼吸機能、そして自律神経活動までが同時に、連続記録することが可能になりました。著者はこのころから、「こころ」と生命現象とのかかわりに強い関心を抱くようになっていきます。行動循環器研究会（1995年）、非線形系循環器研究会（1998年）、太陽・地球・生態系と時間治療研究会（2000年）、脳・こころ・心臓研究会（2002年）、CGA（総合的機能評価）循環器研究会（2006年）、NBM循環器研究会と、相次いで新しい研究会を立ち上げて行きました。NBMとはナラティブに基づく医療（Narrative Based Medicine）という意味です。患者の語りに耳を傾けることにより、異なった観点から健康と病気を眺めていくという学問分野です。

著者は、時間医学を駆使して、「生命とは何か？」、「健康とは何か？」の問いに答えるべく、もがき苦しみ続けてきました。

今、著者が求めているものはGCAからみた生命と健康と病気です。GCAとはGlocal Comprehensive Assessmentの略称です。"Glocal"という言葉は、global（地球規模）であり、かつlocal（地域に沿った）という意味合いの合成語です。現在、ミクロの世界から宇宙規模まで、科学は幅広い分野で格段の進歩を重ねています。ITの急速な進歩により、globalとlocalの融合は、ごく自然な成り行きであり、やっと可能になった理想の学問体系といえるように思います。

WHOからでる高血圧治療ガイドラインは、地域ごとに、あるいはそこに住む個人個人にあてはまるように、十分に咀嚼することが必要です。GCA研究会で求めることは、local（診療所医学）からglobal（フィールド医学）への展開です。そこには数多くの要因が包含されています。例えば、①診療所から、日本、世界（高所医学、極地医学、熱帯医学など）、宇宙（宇宙医学など）へ、②スポットチェック（診療所血圧）から、長時間時系列（7日間血圧、1年間、11年、500年）記録の解析へ、③遺伝子から個体としての生命機構の解明へ、④個人の総合的機能評価から市町村の総合的評価へ、など、様々な展開が期待されます。

グローカルな取り組みを実践するには、いくつかのツールを必要とします。時間医学を中心として、西洋医学だけではなく、代替医療（ハーブ治療Herbal medicineや音楽療法など）や伝統医学（東洋医学・漢方・鍼灸医学）の手法を活用すること。偏向してしまったとも言える現在のEBM（Evidence Based Medicine）を反省し、NBMを見つめ直すこと。コンピュータ工学を利用し応用することなどがその代表でしょう。

ルネッサンス（renaissance）とは、科学の再現（revival of science）を語源とします。すなわちギリシア文明やローマ文明の再現を意味する言葉でしょう。もし、そうであるとすれば、現在（いま）は「二度目に到来したルネッサンス」といえるのかもしれません。現在の科学革命は、当初のルネッサンスの輝きをはるかに凌駕しているともいえます。そしてなお、急速に幅広く展開し続けています。

今の文明は、14～16世紀のルネッサンスをはるかに凌駕しています。約500年を経て到来した「第二のルネッサンス」を、"glocal（i.e., global & local）civilization"と称し、「平成のルネッサンス」と名づけることにしました。


著者はこの書に紹介した新しい学問分野を、クロノアストロバイオロジー（chronoastrobiology）と称してきました。この学問分野の現状と将来について、若き諸君と対話したいと願い、その機会を求めるために、本日、やっとこの書を書き終えることができました。

くしくもその日に、名古屋大学名誉教授の上出洋介先生から、出版されたばかりのご著書、「太陽と地球のふしぎな関係」を、贈呈戴きましたことは感激です。上出先生は、地球磁場研究の第一人者であるだけではなく、アストロバイオロジーという学問体系を構築された世界的開拓者でもあります。太陽と地球の間の空間で発生する、いろいろな現象を総合的に評価し、宇宙の天気を予報するという国際的プロジェクトに取りくんでおられます。

「母なる太陽」といわれる。太陽なくして地球の生命はない。…………

このような書き出しで始まる上出先生の書には、タイトルの通り、太陽と地球のふしぎな関係がわかりやすく面白く書き綴られています。「なぜここに人がいるのか？」「私たちはなぜ、地球という宇宙の中のほんの塵のような場所で生きていくのか？」

若き諸君に、本書と一緒に読んでいただければ、あるいはその謎を解く鍵が得られるかもしれません。

本書には、これから大きく飛躍するであろう若き同志のために、まずは理解し脳裏にとどめておいて戴きたいイデア（知識と理念）を、精一杯、情熱をこめて書きとどめました。若き諸君！　本書に巡り会ったことを原点に、大きく飛躍してほしい。筆者も、この時空（とき）に生命（いのち）を得たことに感謝しつつ、（時計遺伝子から（時間）宇宙まで、人と時空との対話に耳を傾け続けていきたいと思います。

最後に、この書を著すにあたり、ご懇切な助言と励ましを戴きました、技術評論社 書籍編集部の冨田裕一様に心より御礼申し上げます。

また筆者の近影を撮ってくださった、photographer の疋田千里さんに感謝いたします。

大塚 邦明

富岡賢治他　時間生物学の基礎、裳華房、2003 年、東京
Fu L *et al*. The circadian gene Period2 plays an important role in tumor suppression and DNA damage response in vivo. *Cell* 2002; **111**; 41-50
永井克也：糖尿病とリズム。時間診療学（田村康二編）、永井書店、2001、pp 200-210
Clayton JD *et al*. Keeping time with the human genome. *Nature* 2001; **409**: 829-831.
Otsuka K *et al*. Chronomes (Rhythms, Chaos and Age Trends) of human heart rare variability in both genders. *Computers in Cardiology* 1997; **24**: 49-52.
千葉喜彦 からだの中の夜と昼、中公新書、1996 年
Otsuka K *et al*. Chronobiology in cardiology. *Ann Ist Super Sanita* 1993; **29**: 633-46.
Halberg F. Chronobiology. *Ann Rev Physiol* **31**:675-725, 1969.

●アストロバイオロジーに関するもの

上出洋介　太陽と地球の不思議な関係　絶対君主と無力なしもべ、講談社（ブルーバックス B-1713）、2011 年、東京、pp294
大塚邦明　１００歳を可能にする時間医学:老化と寿命の謎を解く　NTT 出版、2010 年、東京、pp148
Otsuka K *et al*. Chronomics and "glocal" (combined global and local) assessment of human life. *Progress of Theoretical Physics* 2008; **173**: 134s-152s.
Halberg F *et al*. Cycles tipping the scale between death and survival (= "life"). *Progress of Theoretical Physics* 2008; **173**: 153s-181s.
秋岡眞樹（編集）太陽からの光と風　- 意外と知らない？太陽と地球の関係 - 技術評論社、2008 年、東京、pp239
大塚邦明　　病気にならないための時間医学　ミシマ社、2007 年、東京、pp261
安田喜憲　気候変動の文明史　NTT 出版、東京、2004 年、pp265
Otsuka K *et al*. Chronomics for chronoastrobiology with immediate spin-offs for life quality and longevity. *Biomed Pharmacother* 2003; **57**: 1s-18s.
Otsuka K *et al*. Geomagnetic disturbance associated with decrease in heart rate variability in a subarctic area. *Biomedicine and Pharmacotherapy* 2001; **55**: 51s-56s.
Otsuka K *et al*. Alternating-light-darkness-influenced human electrocardiographic magnetoreception in association with geomagnetic pulsations. *Biomedicine & Pharmacotherapy* 2001; **55** : 63s-75s.
Otsuka K, organizer. Proceedings, 1st International Symposium, Workshop on Chronoastrobiology & Chronotherapy (Satellite Symposium, 7th Annual Meeting, Japanese Society for Chronobiology), Kudan, Chiyodaku, Tokyo, 11 Nov 2000, 170 pp.
Otsuka K , on behalf of the ICEHRV Working Group. Dynamic analysis of heart rate variability from 7-day Holter recordings associated with geomagnetic activity in subarctic area. *Computers in Cardiology* 2000; **27**: 453-456.
上出洋介　オーロラ：太陽からのメッセージ、山と渓谷社、1999 年、東京、pp176.
大塚邦明　　時間医学とヤヌス医学　メデイカルレビュー、1998 年、東京、pp213.
丸山茂徳他　生命と地球の歴史、岩波書店（岩波新書 543）、1998 年、東京、pp275.
大塚邦明　狭心症・心筋梗塞・高血圧・脳卒中：解明された発病のカギ、宇宙と体内時計の関係、保健同人社、1996 年、東京、pp357.

参考文献

●時間医学全般にわたるもの

時間医学（CHRONOME）ホームページ . http://revilla.mac.cie.uva.es/chrono

井上慎一 脳と遺伝子の生物時計

大塚邦明 企画　石田直理雄、中畑泰和、勢井宏義、江本憲昭、前村浩二著　生体リズムの変調と心疾患　心臓 2011; 43: 127-158

上田泰己編著　NHK サイエンス ZERO　時計遺伝子の正体　NHK 出版、東京、2011 年、pp108

大塚邦明（企画編集）生体リズム研究の最近の進歩：心血管系を調節する時計機構 . 循環器内科 2010; 68: 417-488.

大塚邦明 心拍・血圧変動の時間構造と、その時計機構 *Jpn J Electrocardiology* 2010; **30(S-3)**: 53-76.

Hamasaki Y *et al*. Evening circadian oscillator as the primary determinant of rhythmic motivation for Drosophila courtship behavior. *Genes Cells* 2010; **15**: 1240-1248.

田澤 仁 . マメから生まれた生物時計；エルヴィン・ビュニングの物語　学会出版センター、東京、2009 年、pp355.

石田直理雄 . 時計遺伝子と、梗塞のサーカデイアンリズム .　2009; 臨床血液 **49**; 626-633.

香川靖雄編著　時間栄養学　時計遺伝子と食事のリズム　女子栄養大学出版部、東京、2009 年、pp158.

中畑泰和他 . CLOCK-SIRT1 によるサーカディアンリズム調節　実験医学 2009; **27**: 1389-1393.

Nakahata Y *et al*. Circadian Control of the NAD+ Salvage Pathway by CLOCK-SIRT1. *Science* 2009; **324**: 654-657.

Otsuka K *et al*. Chronomics of heart rate variability on earth and in space. Respiratory Physiology Neurobiology 2009; 1695: S69-S72.

Nakahata Y *et al* : Circadian Control of the NAD+ Salvage Pathway by CLOCK-SIRT1. *Science* 2009; **324**: 654-657. p97

Nakahata Y *et al*. The NAD+-dependent deacetylase SIRT1 modulates CLOCK-mediated chromatin remodeling and circadian control. *Cell* 2008; **134**: 329-340.

Benarroch EE. Suprachiasmatic nucleus and melatonin: Reciprocal interactions and clinical correlations. Neurology. 2008; **71**: 594-598

大塚邦明 . クロノミクスからフィールド医学へ . 自律神経 2007; **44**: 1-8.

Ramsey KM *et al*. The clockwork of metabolism. *Annu Rev of Nutr*. 2007; **27**: 219-240.

Reilly DF *et al*. Peripheral circadian clocks in the vasculature. *Arterioscler Thromb Vasc Biol* 2007; **27**: 1694-1705.

産業技術総合研究所　きちんとわかる時計遺伝子 .　白日社、2007 年、東京、pp268.

増淵 悟 . " 脳と時計遺伝子 - 行動リズム " 医学のあゆみ 2006; **216**: 219-222.

Buijs RM *et al*. The metabolic syndrome: a brain disease ? *J Neuroendocrinology* 2006; **18**: 715-716.

Turek FW *et al*. Obesity and metabolic syndrome in circadian clock mutant mice. *Science* 2005; **308**:1043-5.

Sakai T *et al*. A clock gene period plays a key role in long-term memory formation in Drosophila. *Proc Natl Acad Sci USA* 2004; **101**: 16058-16063.

G

H

I

J

N

O

P

R

S

人名索引

アショッフ（ユルゲン・アショッフ、Jurgen Aschoff）……20, 21, 26, 229

アゼリンスキー（ユージン・アゼリンスキー、Eugene Aserinsky、1921 年－1998 年 7 月 22 日、シカゴ大学）… 21

アラード（Allard HA、メリーランド州、米国）……128

アリストテレス（Aristotle、BC 384-BC 322 年 3 月 7 日）……17, 129

アレクサンダー大王（アレクサンドロス３世、Aleksandros, BC 356 年 7 月－BC 323 年６月１０日）……17

明石 真（山口大学）……204

ビッテ（Klaus Witte、ハイデルベルグ大学、ドイツ）……157

ビュニング（エルヴィン・ビュニング、1906 年 1 月 23 日－1990 年 10 月 4 日、ドイツ）……19, 27

ベルナール（クロード・ベルナール、1813 年 7 月 12 日－1878 年 2 月 10 日、フランス）……42

ベンザー（シーモア・ベンザー、米国）……36

千葉 喜彦（山口大学）……74

ダーウィン（チャールズ・ダーウィン、1809 年 2 月 12 日－1882 年 4 月 19 日、イギリス）……18

ダーン（Daan、オランダ）……70

ド・メラン（ジャック・ドルトウス・ド・メラン、Jean-Jacques d'Ortous de Mairan、フランス、1678 年 11 月 26 日－？、1750 年前頃、オリオン座星雲M 43 を発見）……18, 21

ガーナー（Garner WW、メリーランド州、米国）……128

ガリレオ・ガリレイ……148

ハルバーグ（Franz Halberg、ミネソタ州、米国）… 41, 44, 48, 52, 56,123, 126, 132, 136, 137, 141

ヒポクラテス（Hippocrates、BC 460 － BC377、古代ギリシア）……129

ヒルデブラント（ギュンター・ヒルデブラント、Gunther Hildebrandt、フィリップス大学、ドイツ、1924 年－1999 年 3 月 6 日）……48

ヘス（Victor Francis Hess、オーストリア）……120

ヘール（ジョージ・ヘール、George Ellery Hale、米国天文学者、1868 年 6 月 29 日－1938 年 2 月 21 日）… 144

本間 研一（北海道大学）……23

今西 錦司（京都大学、1902 年 1 月 6 日－1992 年 6 月 15 日）……27

石田直理雄（産業技術総合研究所）……40, 90

カント（イマヌエル・カント、Immanuel Kant, 1724 年 4 月 22 日－1804 年 2 月 12 日）……142

キャノン（ウオルター・B・キャノン、Walter Bradford Cannon、ハーバード大学、1871 年 10 月 19 日－1945 年 10 月 1 日）……42

クライトマン（ナサニエル・クライトマン、シカゴ大学）…21, 116, 120, 229

香川靖雄（女子栄養大学）……88

加藤秀夫（広島大学）……94

川崎晃一（九州大学）……215

上出洋介（名古屋大学）……………… 243
近藤 孝男（名古屋大学）……………… 20
レンマー（Bjoern Lemmer、ハイデルベルグ大学、ドイツ）………………… 157
レヴィ（Francis Levi、ミネソタ大学）………………………………………… 123
ミューラー（James E Muller、ハーバード大学）………………………………… 75
前村 浩二（東京大学）………………… 64
増淵 悟（神戸大学）…………………… 198
永井 克也（大阪大学）……………… 83, 99
中畑泰治（奈良大学）………………… 167
岡村 均（京都大学）…………………… 161
大伴 旅人 ………………………………… 147
ピッテンドリク（コリン・ピッテンドリク、Colin S Pittendrigh、スタンフォード大学、1918 年 10 月 13 日－ 1996 年 3 月 19 日）…………………… 20, 74
ピンクス（Gregory Goodwin Pincus、ハーバード大学、1903 年 4 月 9 日－ 1967 年 8 月 22 日）………………… 41
ブルース・リチャードソン（Bruce Richardson）………………………… 229
リチャードソン（John D Richardson、マサチューセッツ工科大学）……………………… 131, 133, 134
リンネ（カール・フォン・リンネ、Carl von Linn?、1707 年 5 月 23 日－ 1778 年 1 月 10 日、スウェーデン）… 206
ローゼンタール（Norman E Rosenthal、ジョージタウン大学、ワシントン DC）………………………………… 129
老子（BC350 年？－？）………104, 142
シュレーディンガー（エルヴィン・シュレーディンガー、ダブリン高等学術研究所、Erwin Schroedinger）… 239
シューマン（Schumann、米国）… 113
シュワーベ（サムエル・シュワーベ、Samuel Heinrich Schwabe、ドイツ天文学者、1789 年 10 月 25 日－ 1875 年 4 月 11 日、ドイツ）………… 144
スモレンスキー（Michael H Smolensky、テキサス大学）……………………… 75
セイパー（Clifford B Saper、ハーバード大学）………………………………… 92
柴田重信（早稲田大学）…………… 90
榛葉繁紀（日本大学）……………… 165
ジョゼフ・タカハシ（Joseph S. Takahashi、ノースウエスタン大学、イリノイ州シカゴ）……………… 36
栃久保 修（横浜市立大学）………… 193
上田泰己（ウエダヒロキ、理化学研究所）……………… 129, 189, 205,206
和田豊種（大阪大学精神医学、1880 年 8 月 6 日－ 1967 年 3 月 9 日）… 116
吉村崇（名古屋大学）……………… 130
山科章（聖路加国際病院）………… 56
山上憶良…………………………147, 149
ザイペス（ダグラス・ザイペス、Douglas P. Zipes、米国インディアナ大学）…………………………………… 125

■執筆者略歴

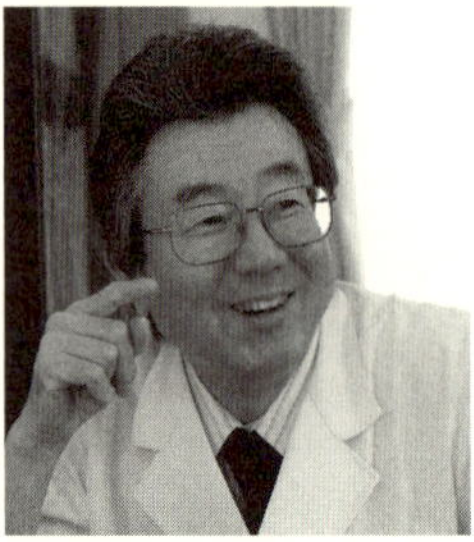

大塚　邦明（おおつか・くにあき）

1948年愛媛県伊予三島市（現、四国中央市）生まれ。

1972年九州大学医学部卒業。九州大学温泉治療学研究所助手、高知医科大学老年病学教室助手を経て、1998年東京女子医科大学 東医療センター 内科教授。2008年東京女子医科大学 東医療センター　病院長。東京女子医科大学名誉教授。東京女子医科大学 東医療センター 時間医学老年総合内科 教授（客員）。医学博士。時間医学・老年医学が専門。時間医学とフィールド医学の融合を求めている。

日本循環器学会認定循環器専門医。日本老年医学会指導医。日本高血圧学会指導医。日本自律神経学会常任理事。日本時間生物学会理事。米国ミネソタ大学 Halberg Chronobiology Center 名誉研究員。

1991年時間循環器研究会会長（第1回）、2000年日本時間生物学会会長（第7回）、2000年太陽・地球・生態系と時間治療研究会会長（第1回）、2003年時間治療国際会議（Chronotherapy Forum）会長、2006年日本自律神経学会会長（第59回）、2007年時間生物学世界大会（第2回）（2nd World Congress of Chronobiology）会長、2009年日本循環器心身医学会会長（第66回）、などを主催。

著作：『狭心症・心筋梗塞・高血圧・脳卒中：解明された発病のカギ、宇宙と体内時計の関係』（保健同人社、1996）、『時間医学（chronome）とヤヌス（Janus）医学』（メデイカルレビュー、1998）、『Chronocardiology & Chronomedicine: Humans in Time and Cosmos』(Life Science, 1993)、『病気にならないための時間医学』（ミシマ社、2007）、『100歳を可能にする時間医学：老化と寿命の謎を解く』（NTT出版、2010）。

知りたい！サイエンス

体内時計《たいないどけい》の謎《なぞ》に迫《せま》る
—体をまもる生体のリズム—

2012年3月5日　初版　第1刷発行
2019年4月20日　初版　第3刷発行
著　者　　大塚　邦明
発行者　　片岡　巌
発行所　　株式会社技術評論社
東京都新宿区市谷左内町21-13
電話 03-3513-6150　販売促進部
03-3267-2270　書籍編集部
印刷／製本　株式会社加藤文明社

定価はカバーに表示してあります。

ISBN978-4-7741-4991-2　C3045
Printed in Japan

●装丁
中村友和（ROVARIS）
●編集・本文デザイン・DTP
水野昌彦
●イラスト
岩本孝彦